大切なのに誰も教えてくれなかった

女子の心と体のトリセツ

神藤多喜子

大和書房

今、好きな人はいますか？　いる人はステキですね。恋をするのは人生でいちばん楽しいことのひとつです。今恋していなくても、これからするかもしれない。

ある日、あるときから、ある男の子のことが突然自分にとって特別な人になる。朝起きても、夜寝る前も気づいたら一日中その人のことを考えている。

会いたいな、もっとそばにいきたい、お話ししたい、触れ合いたい、抱きしめてほしい……。切ない、きゅんとする思いを味わっているかもしれませんね。

今は小学校低学年からお付き合いをする子もいると聞きました。もちろんそれくらいの年齢でも誰かを好きになる、気になる男の子ができるということもあると思うけれど、やっぱり本格的な恋は、あなたに生理がきた前後や、あなたの体が赤ちゃんが産めるようになってから起こる、これまでに経験したことのない感情だと思います。

そう、生理がくる前と後では、女の子って、心も体もガラリと変わるんです。

でも、ほとんどの方が生理をうとましく感じているのではないでしょうか。

「生理がくる前は、こんなにイライラすることなんてなかったのに！」

「毎月毎月お腹が痛くてたまらない。学校も休みたいくらい」

「生理前の食欲が自分でも引くほど異常。ダイエットも成功しない！」

などなど……。あなたが感じている不調の多くは女性ホルモンが影響しています。でもね、それは自分でケアすればよくなっていくものなんですよ。

つらい生理を迎えないためには、「女性ホルモンのリズムを知る」「ふだんから女性ホルモンのケアをする」「生理前や生理中の過ごし方を知る」、少なくともこの3つを意識していくと、生理は女の子を苦しめるものではなくて、むしろ、きれいで元気にしてくれる体のありがたい営みだと実感できると思います。女性ホルモンを攻略できると、男の子との付き合い方のコツもつかめるんです。

私が子どもの頃は、そういった「生理の作法」は祖母や母から生活の中で自然と教わるものでした。わりと素直に守ってきたので、生理は毎月順調にあり、特別に痛みや不快感もなく55歳で閉経するまで問題なく過ごすことができました。

今は核家族化が進んで、家族の女性が代々若い世代に伝えてきた生理や女性ホルモンとの付き合い方や生活の知恵など、女性が健やかに生きていくための情報が、うまく伝わっていないように思います。

これからあますところなく、生理や女性ホルモンの持つ力についてお伝えしていきます。この本の中のさまざまなアドバイスをひとつでもいいのでチャレンジしてみてください。

あなたが女の子に生まれたことを楽しみながら、より生き生きとした人生を送っていけるよう願っています。

CHAPTER 5 知っておきたい妊娠・出産のきほん

CHAPTER

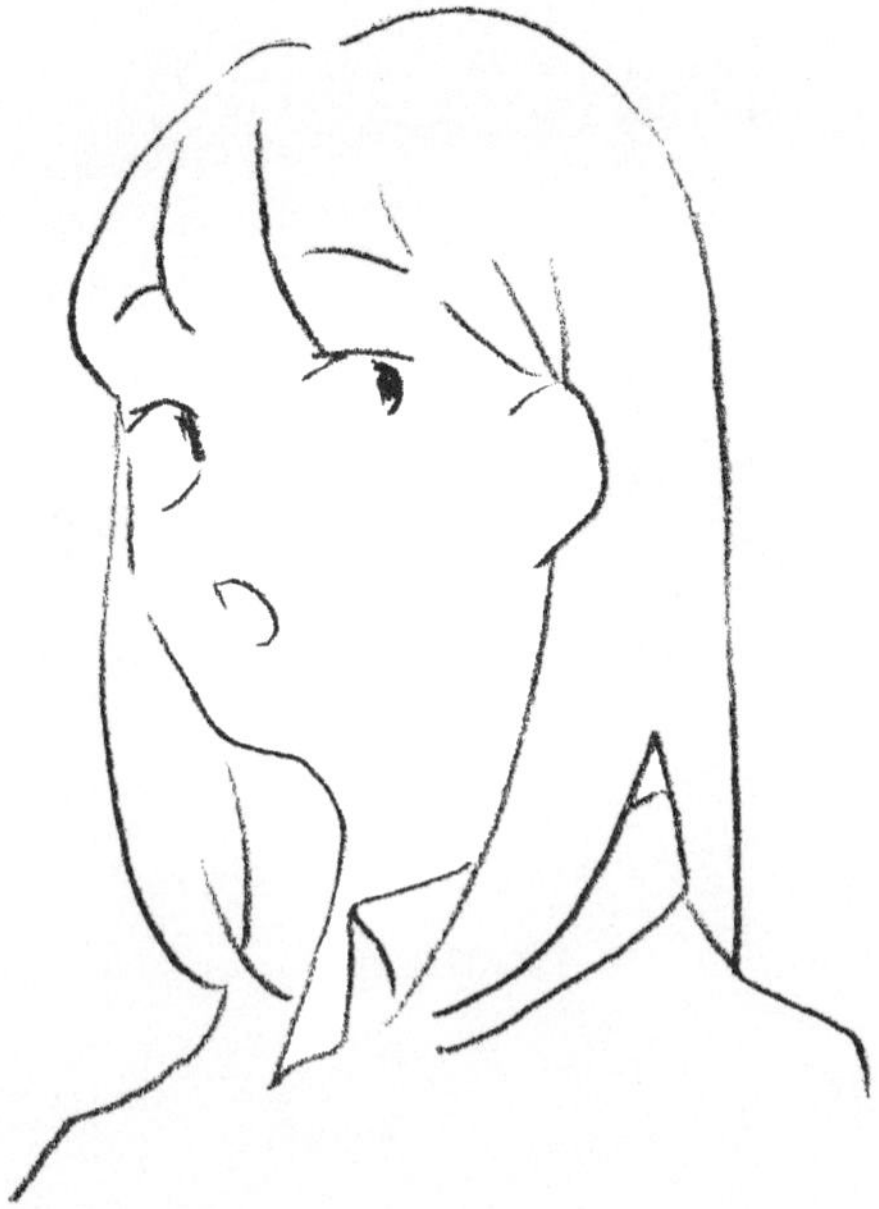

女の子の
ホルモンって
なに？

思春期をむかえてじょじょに変化する女の子の体。
その秘密は女性ホルモンにあります。
女性ホルモンは女の子を輝かせるステキなホルモンです。
ただ、そこには付き合い方のコツがあるんです。

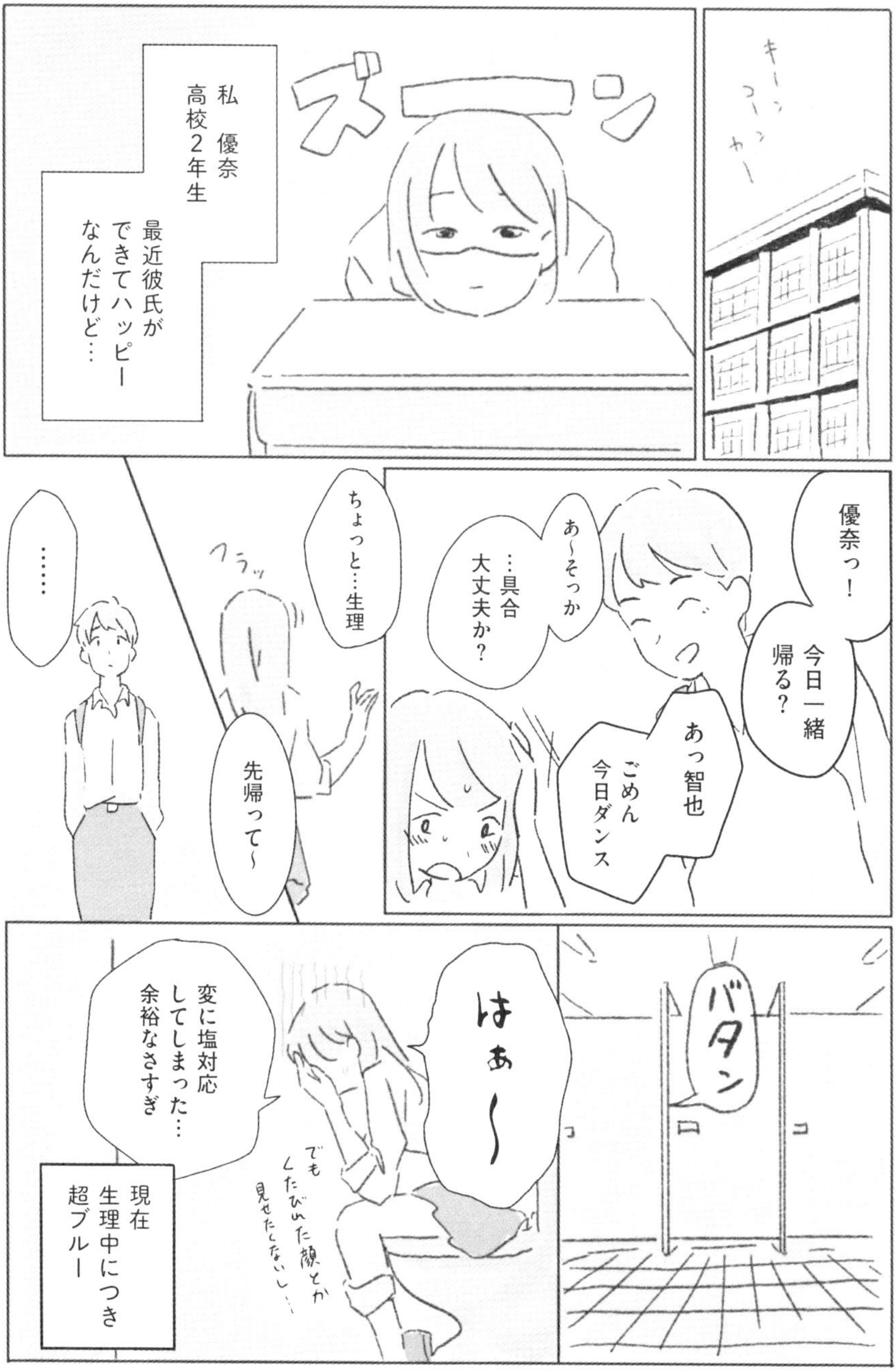
キーンコーンカーン
ズーーン
私 優奈 高校2年生
最近彼氏ができてハッピーなんだけど…
優奈っ！
今日一緒帰る？
あっ智也
ごめん今日ダンス
あ～そっか …具合大丈夫か？
ちょっと…生理
フラッ
先帰って～
……
バタン
はぁ～
変に塩対応してしまった…余裕なさすぎ
でもくたびれた顔とか見せたくないし…
現在生理中につき超ブルー

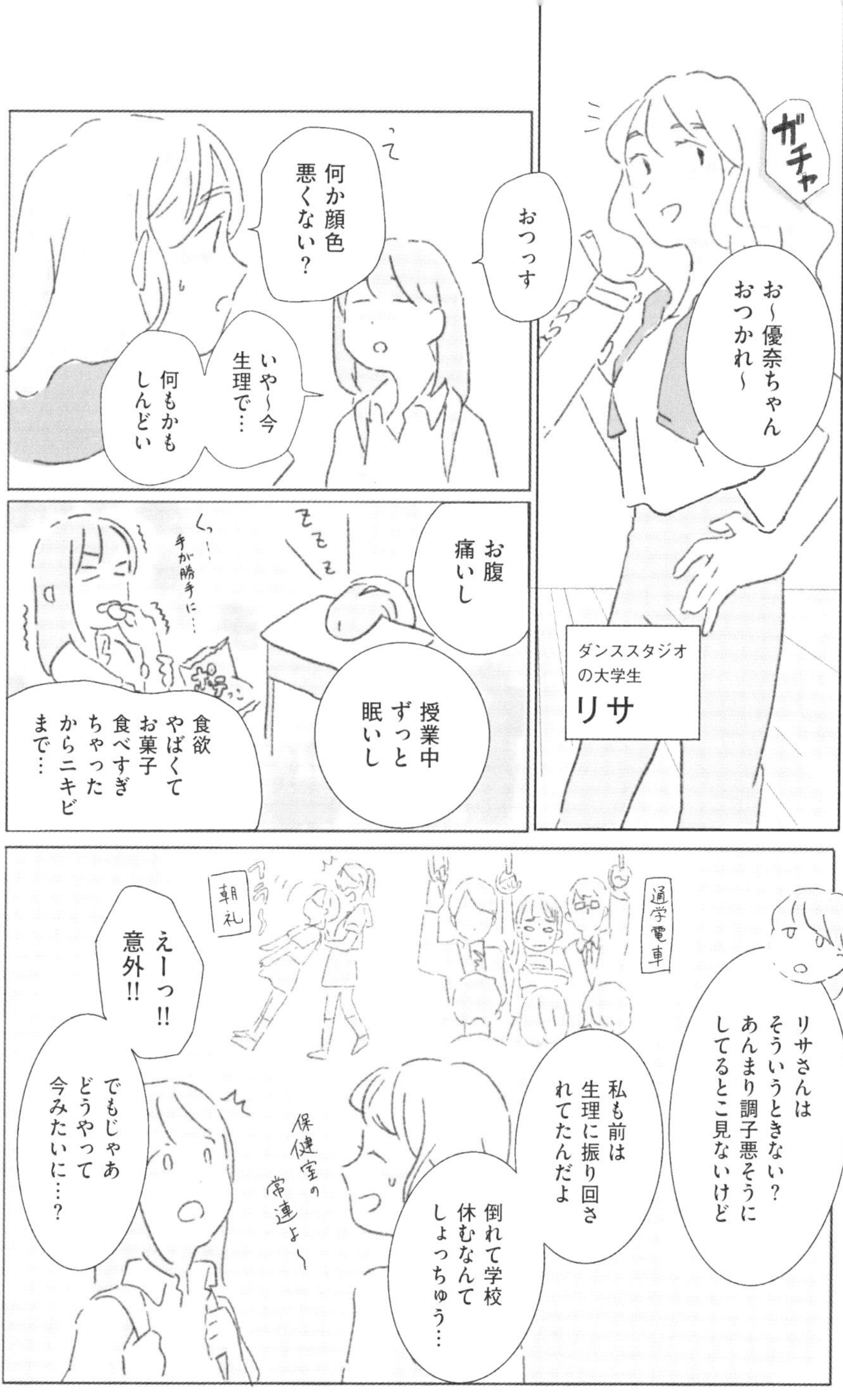
ガチャ
お〜優奈ちゃんおつかれ〜
ダンススタジオの大学生
リサ
おつっす
って
何か顔色悪くない？
いや〜今生理で…
何もかもしんどい
お腹痛いし
授業中ずっと眠いし
くっ…
手が勝手に…
食欲やばくてお菓子食べすぎちゃったからニキビまで…
リサさんはそういうときない？
あんまり調子悪そうにしてるとこ見ないけど
私も前は生理に振り回されてたんだよ
通学電車
朝礼
フラ〜
倒れて学校休むなんてしょっちゅう…
保健室の常連よ〜
えーっ!!
意外!!
でもじゃあどうやって今みたいに…？

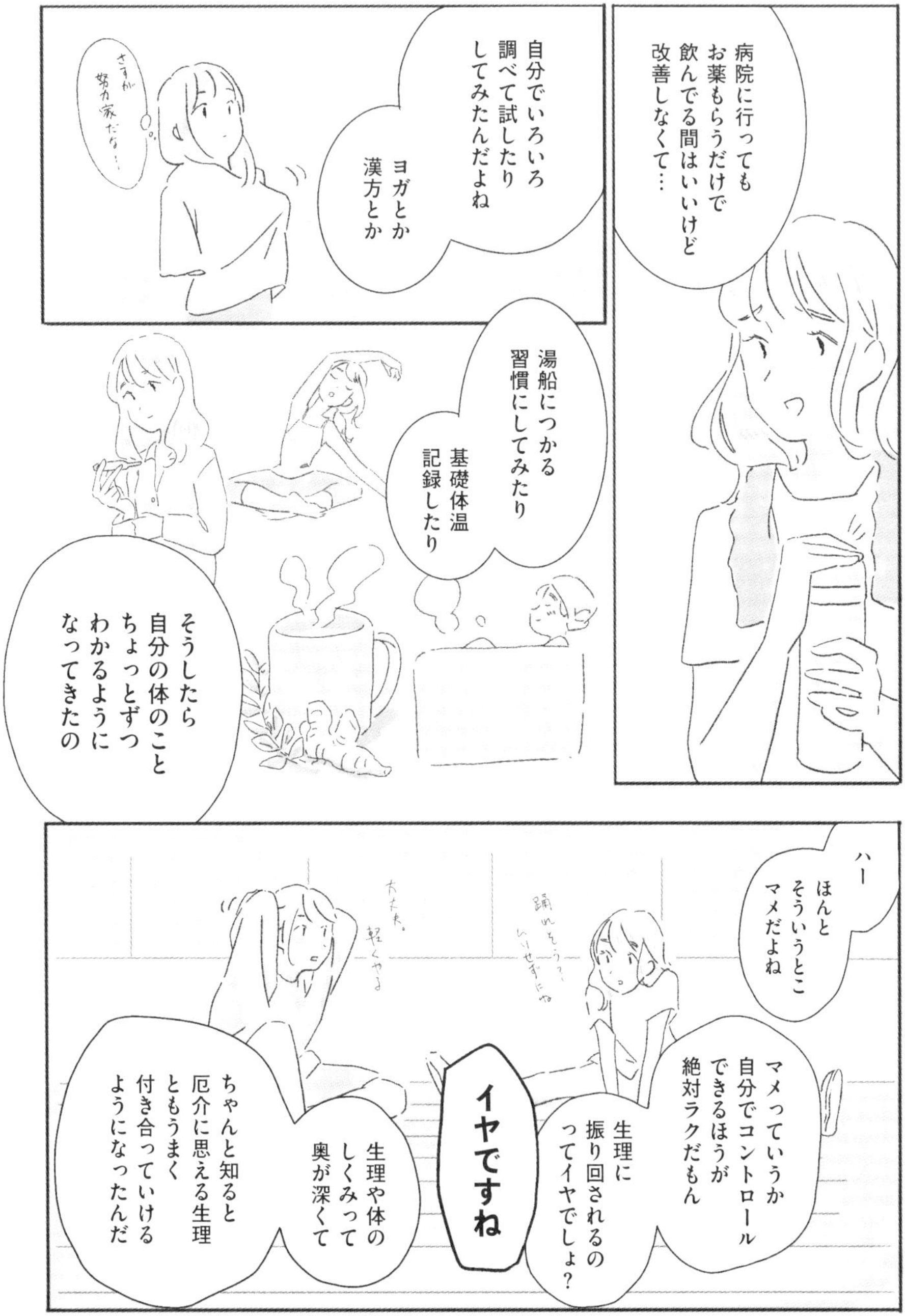
病院に行ってもお薬もらうだけで飲んでる間はいいけど改善しなくて…
自分でいろいろ調べて試したりしてみたんだよね
ヨガとか漢方とか
さすが努力家だな…
湯船につかる習慣にしてみたり
基礎体温記録したり
そうしたら自分の体のことちょっとずつわかるようになってきたの
ハー
ほんとそういうとこマメだよね
踊れそう？ ムリせずにね
大丈夫。軽くやるよ
マメっていうか自分でコントロールできるほうが絶対ラクだもん
生理に振り回されるのってイヤでしょ？
イヤですね
生理や体のしくみって奥が深くて
ちゃんと知ると厄介に思える生理ともうまく付き合っていけるようになったんだ

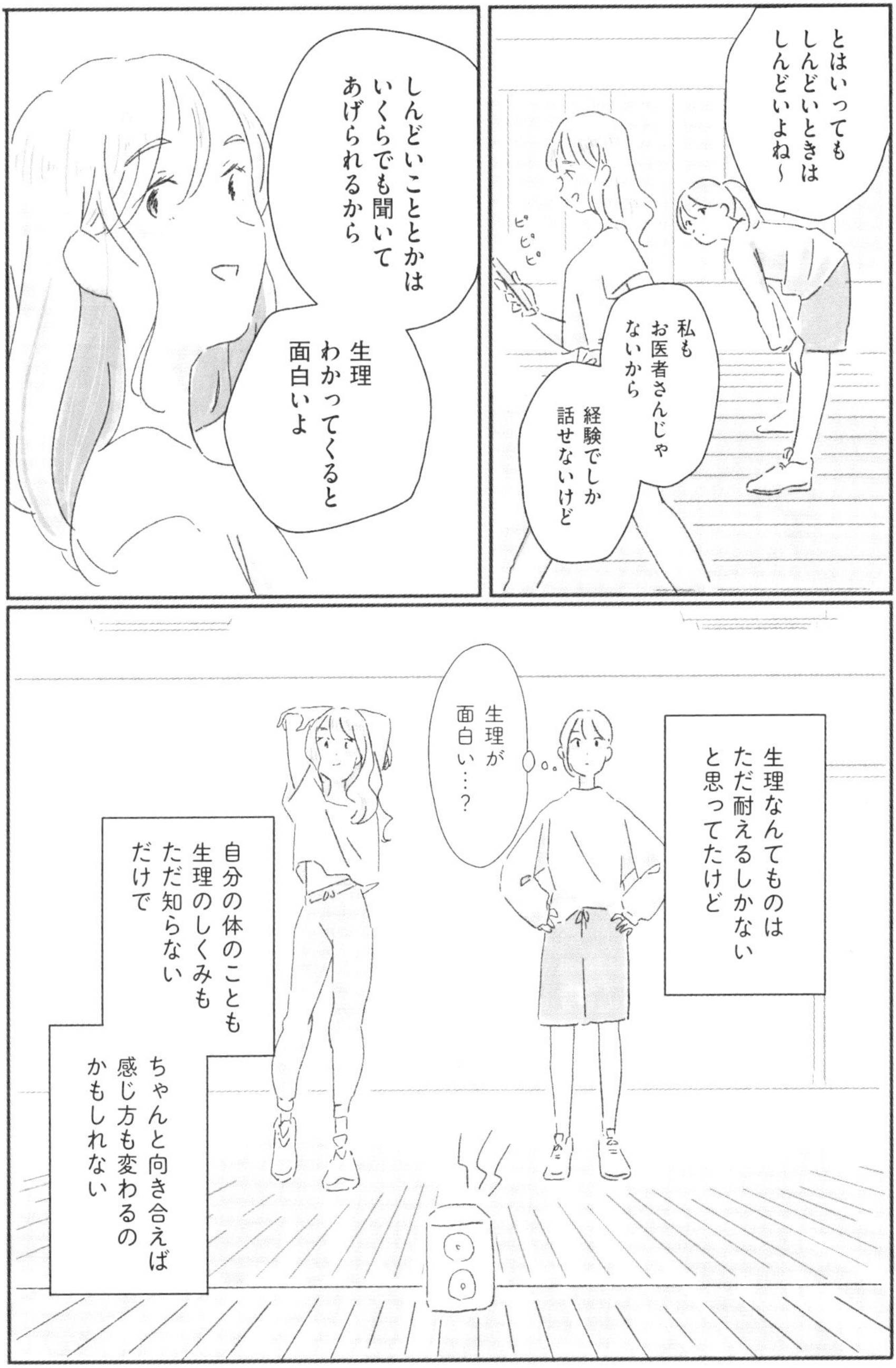

とはいってもしんどいときはしんどいよね～
ピピピ
私もお医者さんじゃないから
経験でしか話せないけど
しんどいこととかはいくらでも聞いてあげられるから
生理わかってくると面白いよ
生理なんてものはただ耐えるしかないと思ってたけど
生理が面白い…？
自分の体のことも生理のしくみもただ知らないだけで
ちゃんと向き合えば感じ方も変わるのかもしれない

生理ってめんどくさいもの

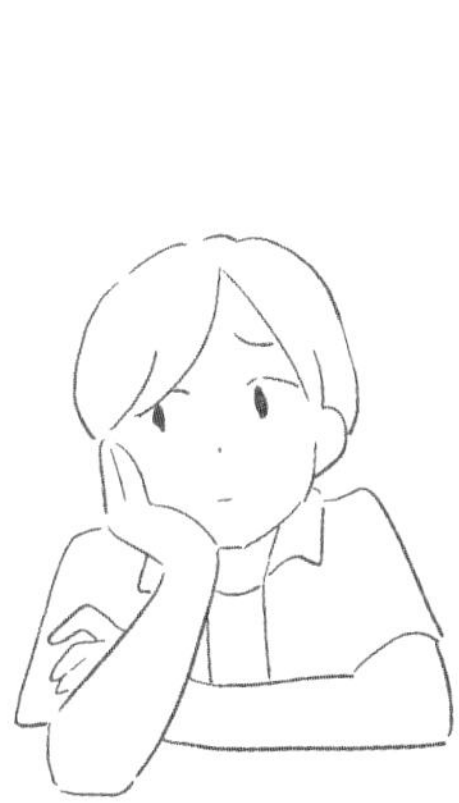

生理、どうですか。順調ですか？　毎月生理がくるとお腹が痛い、ムレてかゆくなることもある。どこか出かけるにも生理の日を気にしたり……。なんでこんなにめんどくさいことが毎月あるのかなあ、って思っていませんか？　きっと思っていますよね。

生理は女の子にはみんな、いつかはやってくることで、こないと困るものなんです。女の子が生理を迎えたということは、毎月毎月、妊娠準備のために卵巣から卵子を出しているということ（排卵）。いつかその卵子は愛しあった男性の精子と結びついて受精卵となり、「受精卵のベッド」になる子宮内膜というところに着床すると、めでたく妊娠となります。

そう、あなたは赤ちゃんができる体になったよ、ということなんです。

でも、「受精卵」がやってこないと、子宮内膜は使われることがなくはがれ落ちて経血として外に出ていきます。それが生理です。

こう考えてみると、生理は月に一度、血を流すだけの行為ではなくて、妊娠・出産と深く結びついたものだとわかりますよね。生理は、あなたがやがて人生を伴にしたいと思うパートナーに出会って、子どもがほしいなと思ったときに、体がちゃんと赤ちゃんを産めるように、毎月予行練習しているようなものと言ってもいいほど大事なもの。生理は小さな妊娠出産とも言われているんですよ。


でも、もし今あなたが思春期で、「まだ初潮がない」としても、心配しすぎないでくださいね。年齢や体重などの数字についてウワサがいろいろあるかもしれませんが、初潮がくるタイミングに決まりはありません。

早い人もいれば遅い人もいるんです。私は、高校生になってからでしたよ。中学時代スポーツに熱中しすぎてすごく痩せていたんです。初潮を起こすための脂肪が足りなかったのですね。スポーツを少し控えたら、ちゃんとやってきましたから。

女の子は毎月生まれ変わっている

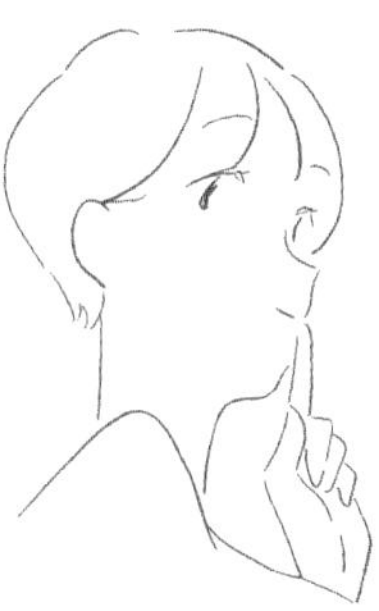

毎月生理がくるということは、実際には、不要になった子宮内膜がはがれ落ちるということだけれど、そのおかげで、女の子は体も心も毎月よい状態にリセットできるといったら驚くでしょうか。月に一度の生理は、あなたの体と心にたまった余分なものを経血とともに排出してくれているんです。

たとえば、そのひと月、お砂糖たっぷりの甘いお菓子やスナック菓子をたくさん食べていたとすると、生理痛がひどくなったり、経血の量がいつもより多くなる傾向があります。それは、あなたの体が余分なものを一生懸命外に出そうとしているからなんです。

これは、毎月の生理の状態を見て、あなたのひと月の様子を知ることができるとも言い換えられます。

睡眠不足だったり、すごく疲れていたり、食生活がめちゃくちゃだったり、ひどく体を冷やしていたり、とてもつらいことがあった月は、生理もツラかったりするものです。

反対に、睡眠がよくとれて、3食きちんと食べて、気分よく過ごせたな〜と感じることが多かった月の生理は、わりとスムーズだったりするのです。

まさに、生理は心と体の大そうじ！　女性にとって、とってもありがたいものなんです。

本来、生理が順調でめぐりのよい体になると、お肌はプリプリ、髪はつやつや、彼が思わず抱きしめたくなるようなふわっと女性らしいマシュマロボディになってきます。でも、生理の不調を抱えていると、デトックス効果をじゅうぶんに発揮できず、余分なものをため込みやすい体になってしまいます。その結果、ニキビに悩まされたり、便秘になったり、精神的にもイライラやムカムカが起こりやすくなるのです。

でも大丈夫。安心してください。今から生活習慣をちょこっと見直すだけで、あなたの生理は劇的に変わります！

女の子には〝天使のホルモン〟と〝悪魔のホルモン〟がある

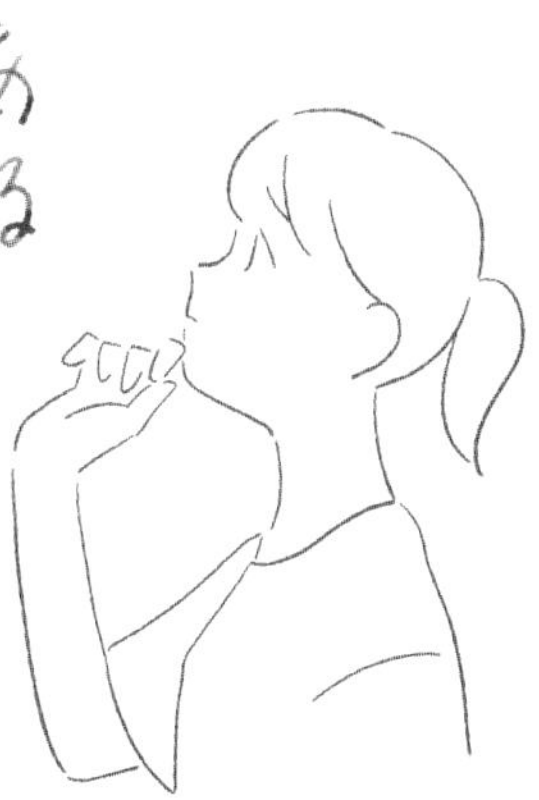

小学校の高学年くらいからおっぱいが少しずつふくらんできたり、お股や脇から毛が生えてきたりして、体の変化に気づいた記憶があると思います。そういった体の変化はなぜ起こるかわかりますか？

それは、脳からの指令で、あなたの卵巣が女性ホルモンの分泌を始めたからです。女性ホルモンは思春期から分泌量が増えて、少女を大人の女性に変える大事な役割を担っています。生理がくるのもそのおかげです。

実は、女性の一生は、女性ホルモンに左右されていると言っていいほど、大切なものなんですよ。この本で女性ホルモンのことをよく知って、味方につけることができたら、あなたにとっていいことずくめだって保証します！

女性ホルモンには、卵巣の中の原始卵胞が成熟して分泌される「エストロゲン」と、排卵後の卵胞からつくられる「プロゲステロン」という2つの種類があります。この2つのホルモンは、正反対の特徴をもっています。

だから、私はエストロゲンを「天使のホルモン」、プロゲステロンを「悪魔のホルモン」と呼んでいます。これなら覚えやすいでしょう？

女性はこの2つのホルモンの影響を受けながら、28日前後で生理の周期をつくり出しています。その2つのバランスが整っていると女性はとっても調子がいいんです。

天使のホルモン、エストロゲンは「美のホルモン」とも呼ばれていて、肌や髪のつやに加え、ウエストがきゅっとしまったメリハリボディをつくってくれます。さらに、脳の働きもよくしてくれて、集中力や記憶力アップにも貢献してくれる優れものです。

一方、悪魔にもなりうるホルモン、プロゲステロンはホルモンバランスが崩れると、ニキビなどの肌荒れやむくみを起こしたり、便秘や生理前のイライラの原因になったりすることもあります。

「だったら、天使のホルモンを増やせばいいのね？」って思うかもしれませんね。

ただ、悪魔のホルモンは、あなたが将来妊娠したとき、赤ちゃんがお腹の中で安全に育つ環境を守るという重要な役割をもっているんです。つまり、妊娠した場合には母性をはぐくむ「母のホルモン」の働きをしてくれます。

また、天使のホルモンが食事や生活の中で不自然に増えすぎてしまうと、それはそれで乳がんなどの婦人科系の病気のリスクが上がります。そこにブレーキをかけてくれるのも悪魔のホルモンのお仕事なんです。

つまり、天使と悪魔、2つのホルモンは多すぎても少なすぎても不調の原因となってしまうので、うまくバランスをとることが大切なんです。

女性ホルモン分泌のしくみ

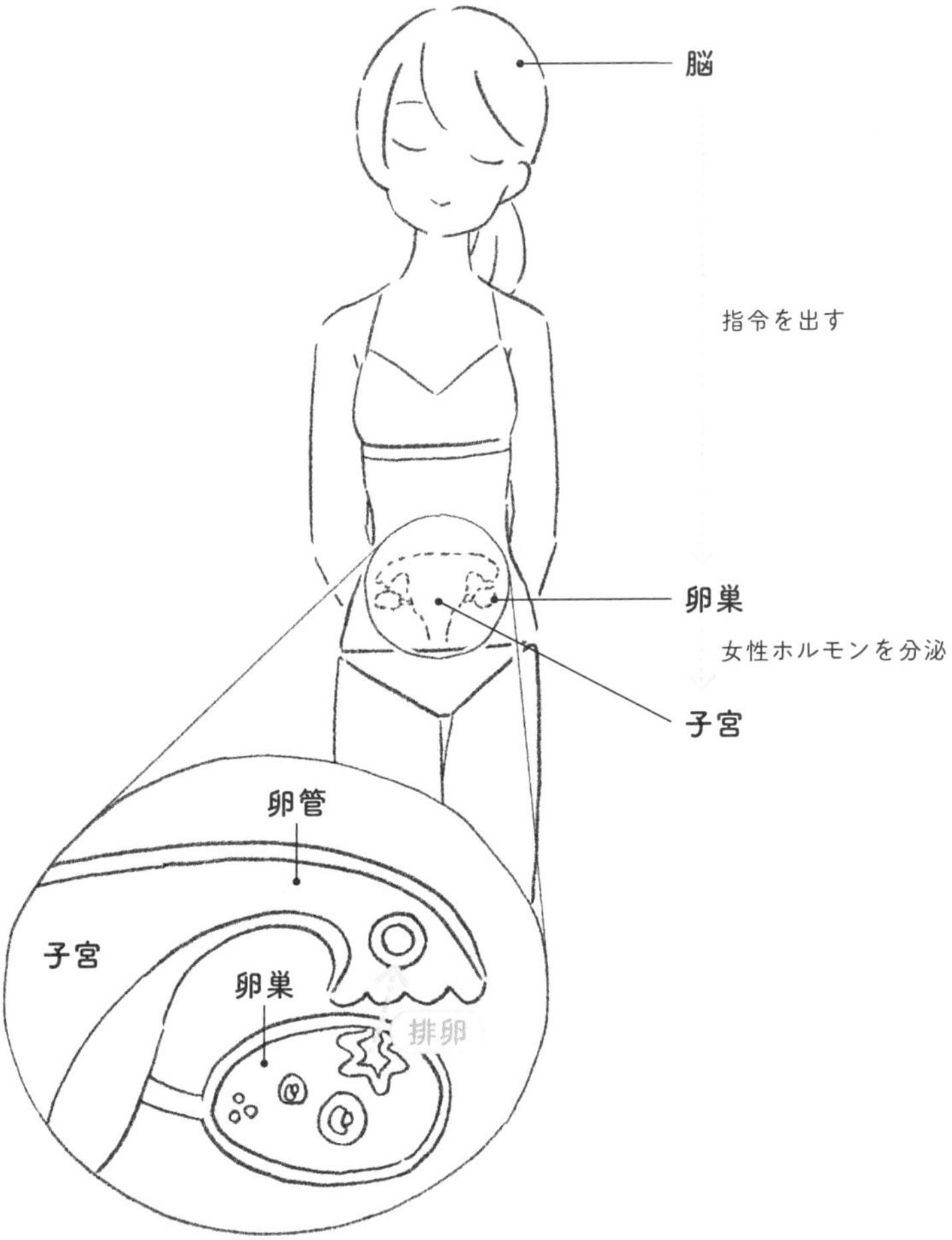

排卵のしくみ

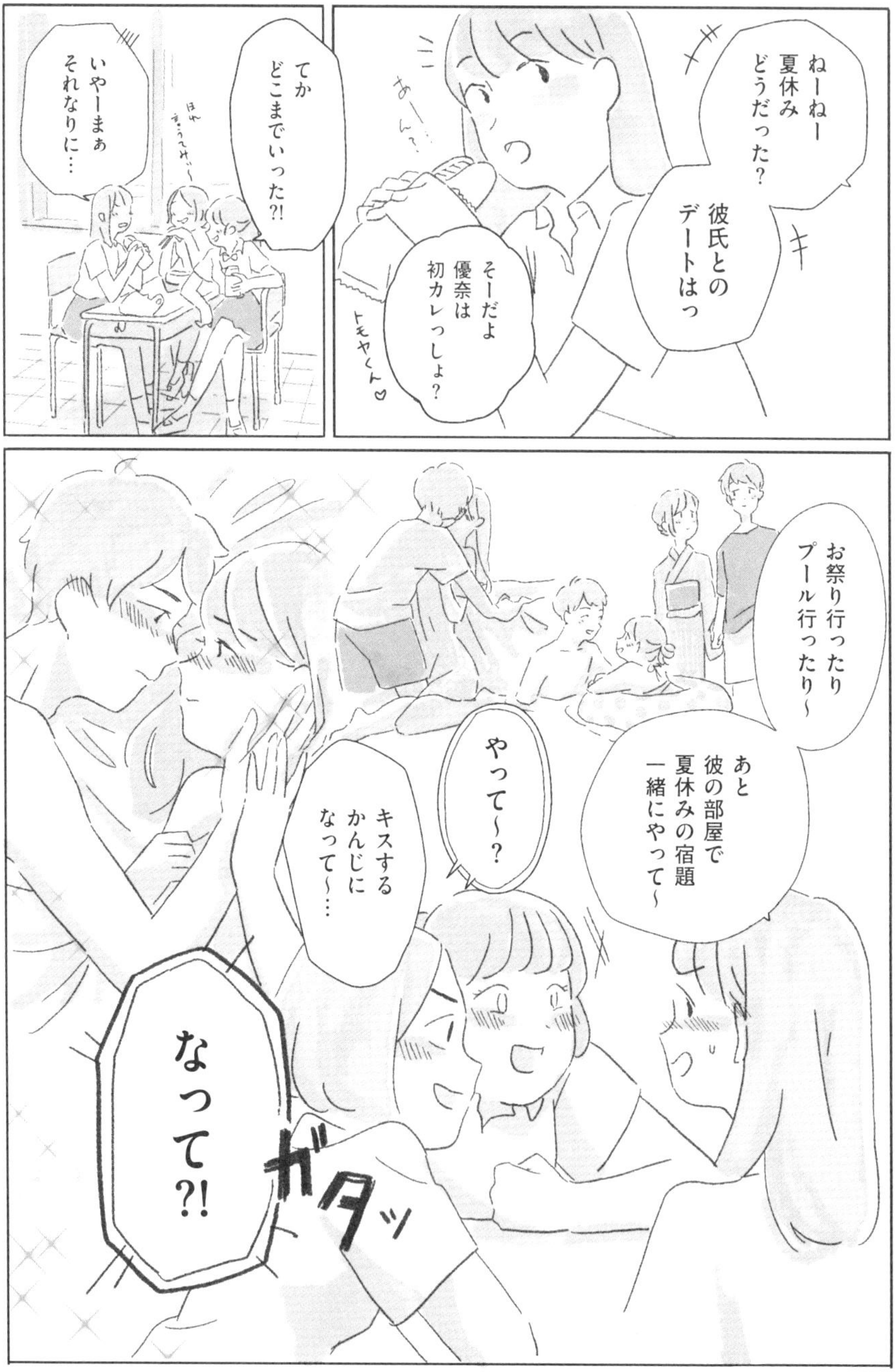
ねーねー 夏休みどうだった?
彼氏とのデートはっ
あー…ん?
そーだよ 優奈は初カレっしょ?
トモヤくん♡
てか どこまでいった?!
ほれ 言ってみ〜
いやーまぁ それなりに…
お祭り行ったり プール行ったり〜
あと 彼の部屋で 夏休みの宿題 一緒にやって〜
やって〜?
キスする かんじに なって〜…
なって?!
ガタッ

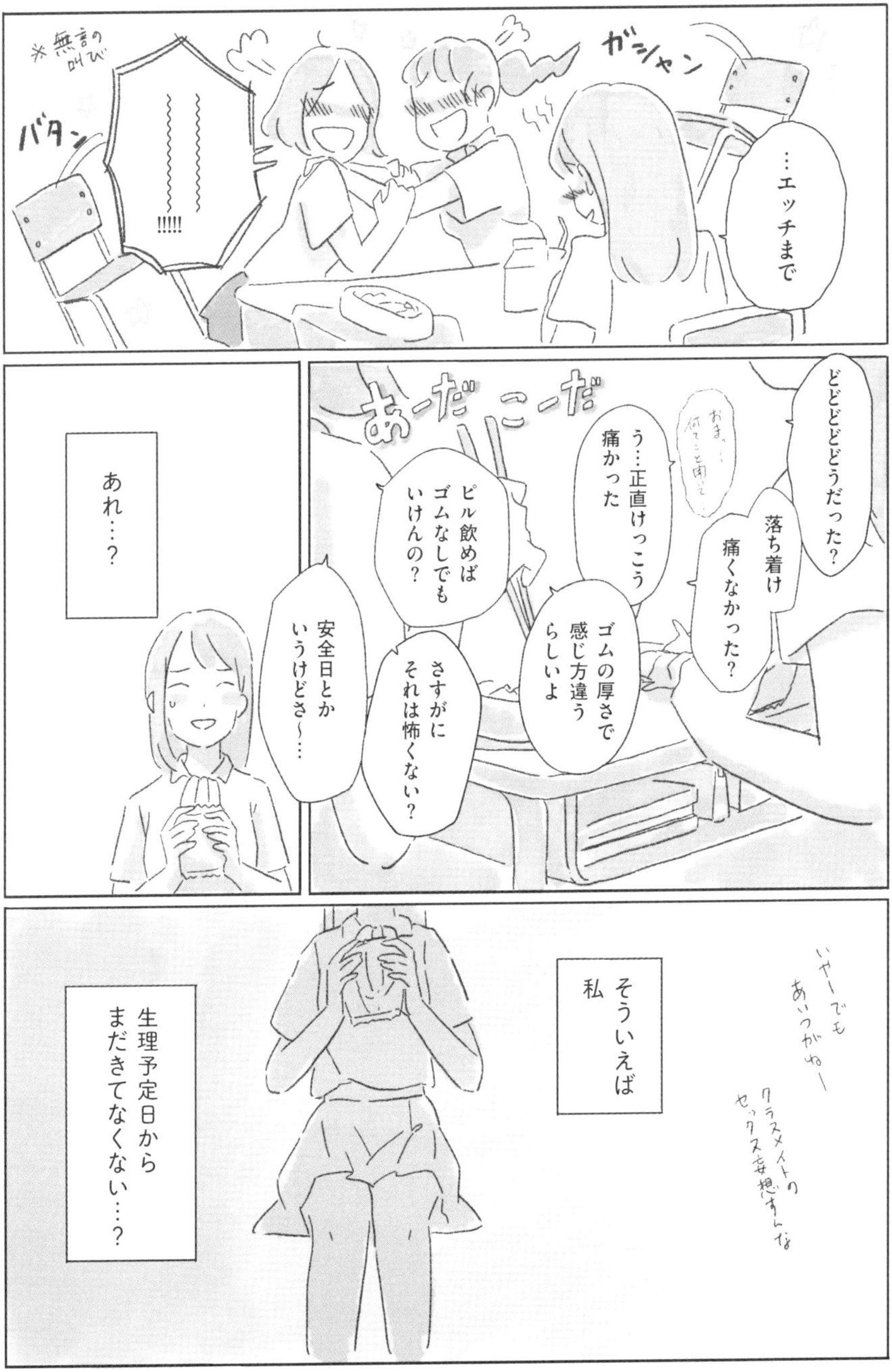
…エッチまで
ガシャン
※無言の叫び
!!!!!
バタン
どどどどうだった？
落ち着け
痛くなかった？
おまっ…何てこと聞いて
う…正直けっこう痛かった
ゴムの厚さで感じ方違うらしいよ
ピル飲めばゴムなしでもいけんの？
さすがにそれは怖くない？
安全日とかいうけどさ～…
あーだ こーだ
あれ…？
そういえば私
生理予定日からまだきてなくない…？
いやーでも あいつがねー
クラスメイトのセックス妄想すんな

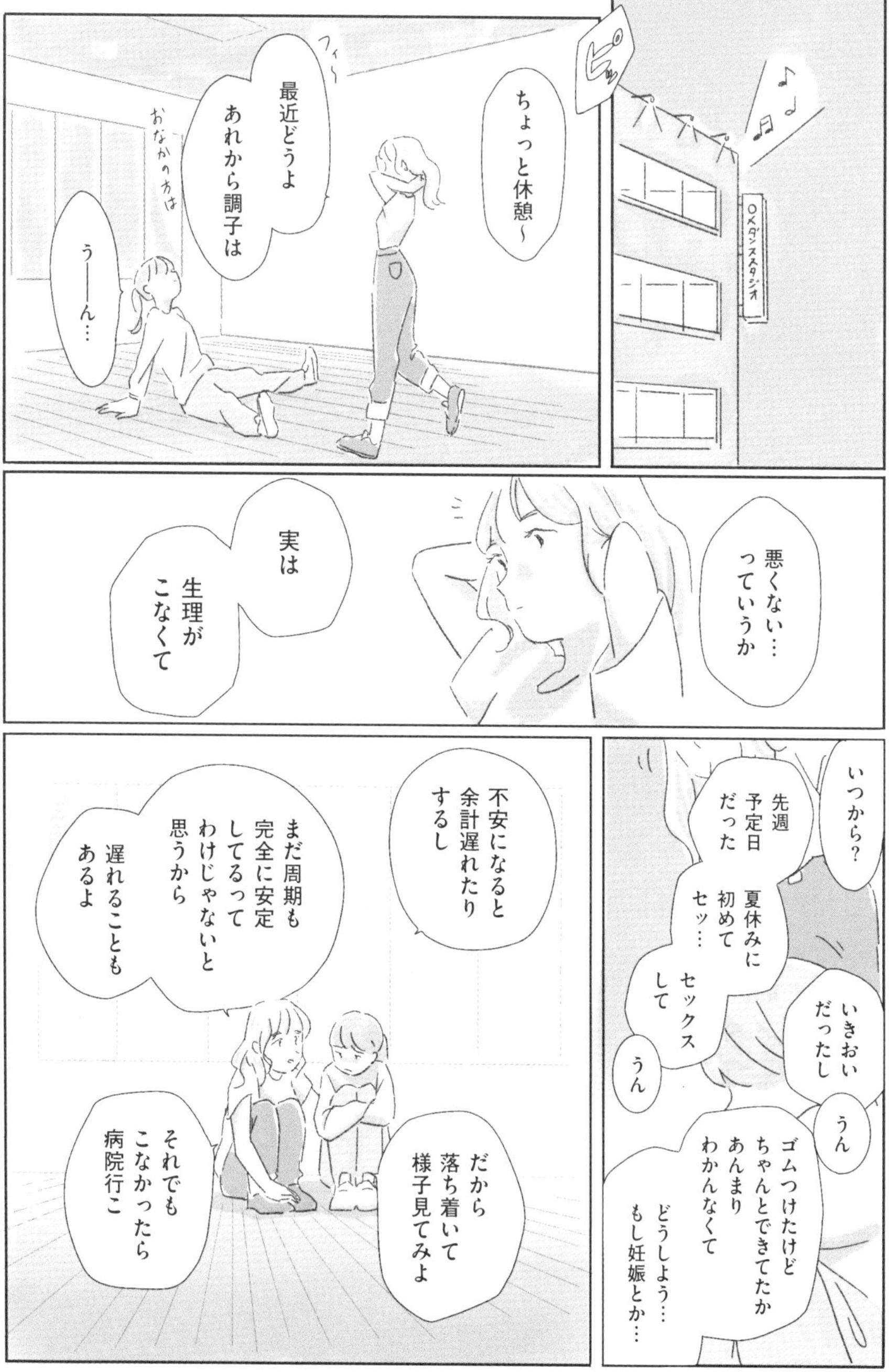
ピッ
○×ダンススタジオ
ちょっと休憩〜
フィ〜
最近どうよ あれから調子は
おなかの方は
う———ん…
悪くない…っていうか
実は 生理がこなくて
いつから?
先週 予定日だった
夏休みに 初めて セッ…
いきおい だったし
セックス して
うん
うん
ゴムつけたけど ちゃんとできてたか あんまり わかんなくて
どうしよう… もし妊娠とか…
不安になると 余計遅れたり するし
まだ周期も 完全に安定 してるって わけじゃないと 思うから
遅れることも あるよ
だから 落ち着いて 様子見てみよ
それでも こなかったら 病院行こ

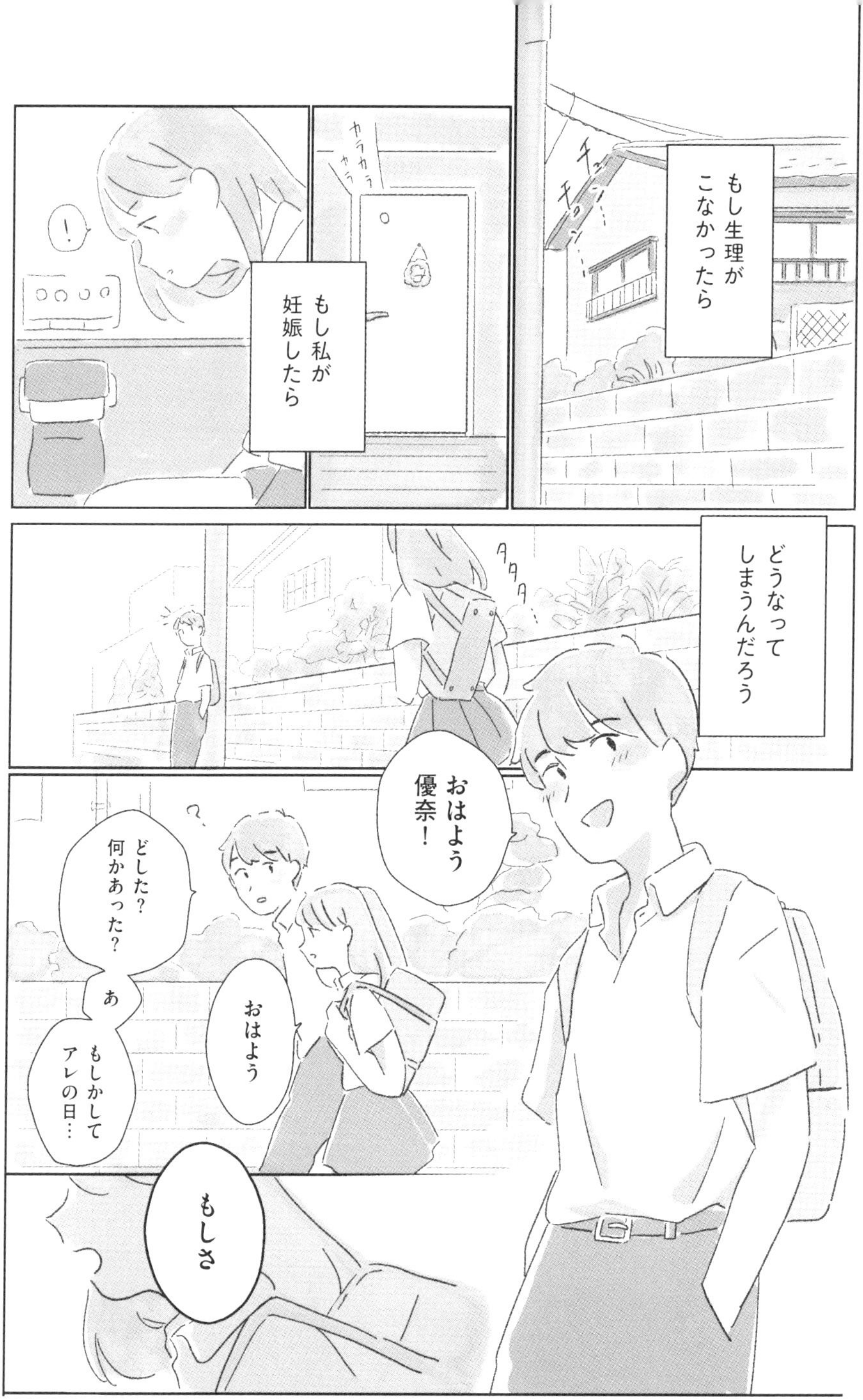
もし生理が
こなかったら
チュン チュン
カラカラ
カラ
もし私が
妊娠したら
!
どうなって
しまうんだろう
タタタ…
おはよう
優奈!
?
おはよう
どした?
何かあった?
あ
もしかして
アレの日…
もしさ

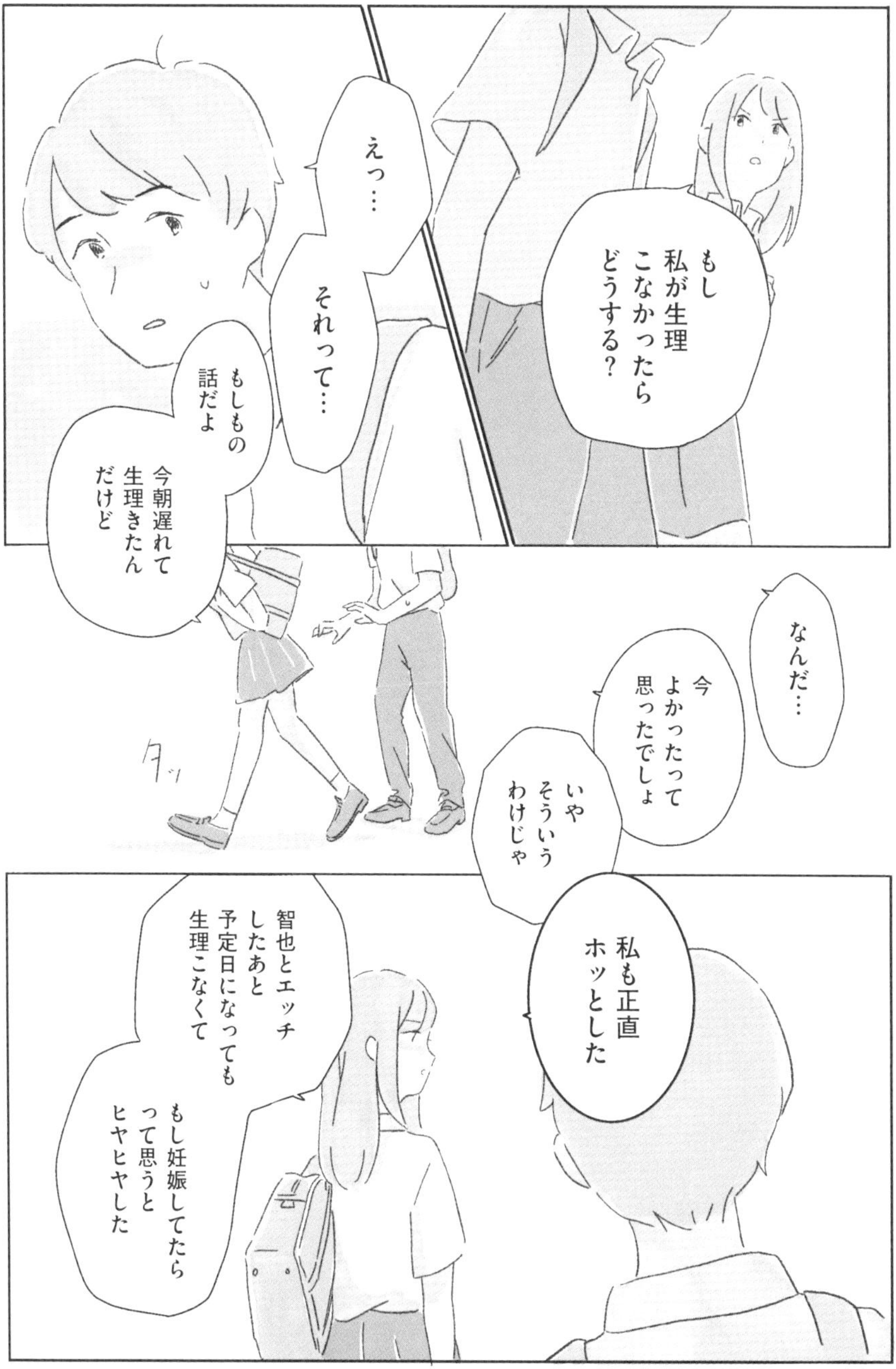
もし
私が生理
こなかったら
どうする？
えっ…
それって…
もしもの
話だよ
今朝遅れて
生理きたん
だけど
なんだ…
今
よかったって
思ったでしょ
いや
そういう
わけじゃ
タッ
私も正直
ホッとした
智也とエッチ
したあと
予定日になっても
生理こなくて
もし妊娠してたら
って思うと
ヒヤヒヤした

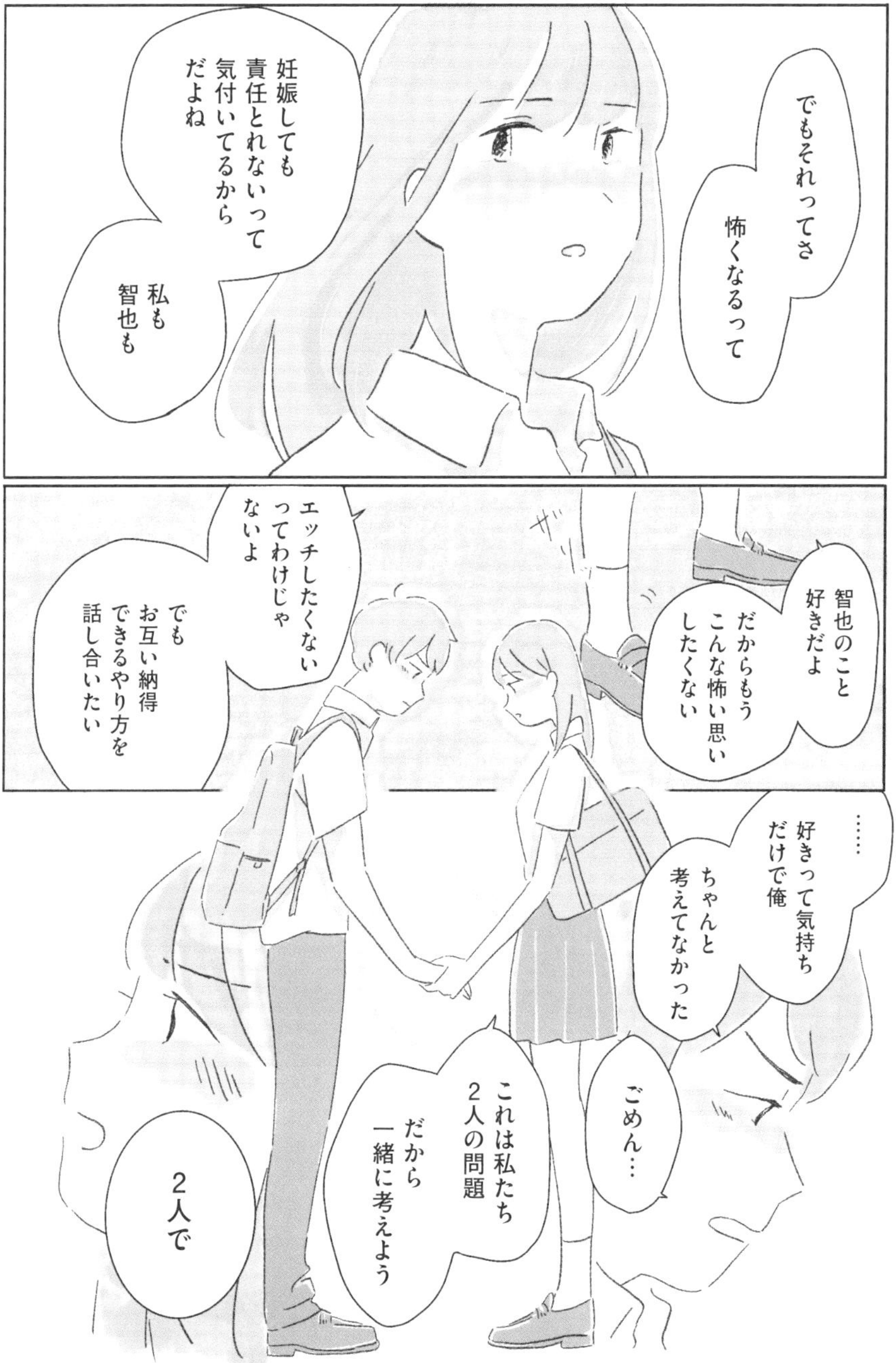
でもそれってさ
怖くなるって
妊娠しても責任とれないって気付いてるからだよね
私も智也も
智也のこと好きだよ
だからもうこんな怖い思いしたくない
エッチしたくないってわけじゃないよ
でもお互い納得できるやり方を話し合いたい
……
好きって気持ちだけで俺
ちゃんと考えてなかった
ごめん…
これは私たち2人の問題
だから一緒に考えよう
2人で

自分の体は大切に。

思春期の女の子に生理がくる頃、男の子にはどんな変化があるか。気になるわよね。

女の子に卵巣があるように、男の子には精巣があります。男の子の精巣は体の外にあるから見えます。俗にいう「タマ」のことで、ペニスの根元についています。

女の子は卵子を月一度生み出しますが、男の子は思春期の頃から、精巣の中で精子をどんどんつくっています。思春期の男の子は、声変わりをして、見た目も一気に背が伸びて肩幅が広くなったり、ひげが生えてきたり、筋肉も発達して男らしいかんじになります。それは男性ホルモン、テストステロンが活発になってきた影響です。

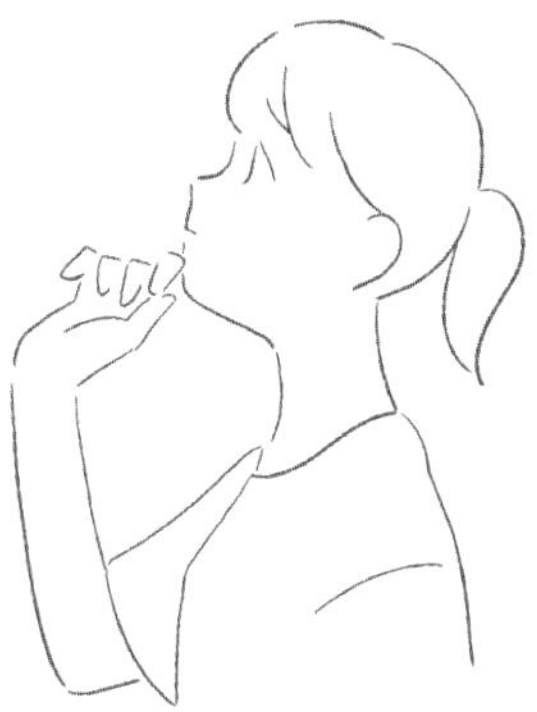

男の子も女の子も、それくらいから恋をして、初めてお付き合いする人も出てくるでしょう。好きな人ができると、相手ともっと触れ合いたい、と思うのは自然な感情です。でもね、女の子と男の子の「触れ合いたい」には大きな差があるんです。

女の子の「触れ合いたい」は、手をつないだり、ハグしたり、優しくキスするくらいじゃないかしら？　でも男の子は違います。ハッキリ言うとね、10代、20代の男の子は女の子と付き合ったら、「触れ合いたい」＝すぐにでもセックスしたい、って思ってしまいます。「性」はなかなか自分の意識ではコントロールがしづらくて、「射精したい」という強い欲求が、「あなたに恋してる」と思わせてしまうんです。

彼に「○○ちゃん、大好きだよ」と言われたらうれしいし、その言葉は本当かもしれない。でもね、本当にあなたのことを大切に思っているか、射精したいだけなのか、あなたは見極めないといけません。彼から求められて、流れでなんとなくセックスしてしまい、後から妊娠したらどうしよう、と泣いているという話を本当によく聞きます。私はそのたびに、「もっと自分を大切にして‼」と叫びたくなります。

セックスをすることが悪いのではなくて、避妊のことや、妊娠をしたら互いにどんなリスクがあるのか、責任がとれるのか、考えて話し合いましょう。そして、納得できなかったら、「ＮＯ！」と言える女の子になってください。万が一妊娠をしてしまったら、心も体も傷つくのは断然女の子なんです。あなたの体を大切にしましょうね。

知っておこう避妊の重要性

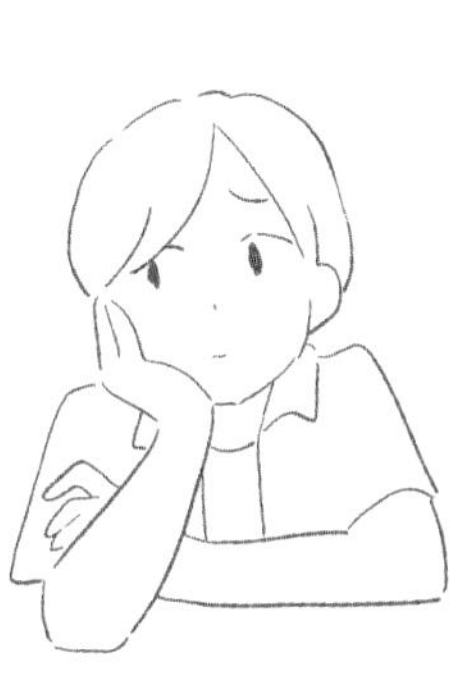

望まない妊娠を避けるには「セックスをしないこと」が一番確実なことは言うまでもありません。ただ、大人になる過程でセックスに興味を持つのは自然なこと。まず、あなたに生理があるならセックスで赤ちゃんができる可能性があるということを十分に知ったうえで、避妊の重要性を認識しましょう。

日本で避妊法といえば、まずコンドームです。「コンドームは射精するときにつけていれば妊娠しない」と思っている人がいたら、大間違いです。精子は射精前後でも分泌していて、それで妊娠することもあります。はじめから装着してこそ意味があるものです。それを拒むような男性には絶対「ＮＯ」と言いましょう。コンドームの失敗率は３～14％ありますが、そのほとんどが、きちんと装着できていなかったこと、保管の悪さや使用期限切れと、未然に防げることだったりします。

オギノ式という、次回の月経予定日から妊娠しやすい排卵日を推測して、その前後数日間はセックスしない方法も知られています。これは生理不順の人は当てになりませんし、月経や排卵日は体調の変化でしばしば変わりますから参考程度に、コンドームも必ず併用することです。

低用量ピルは、少量の女性ホルモン剤を毎日飲んで、疑似的に妊娠状態にして避妊する方法です。確実な避妊法として広まっていますが、避妊のために成長過程の体に人工的なホルモン剤を毎日服用することを私は勧めません。他にも子宮内避妊装具（ＩＵＤ、ＩＵＳ）を手術で子宮内に入れて受精卵が着床しないようにする避妊法や、ペッサリーという子宮の入り口に天然ゴム製のフタをする女性用コンドームのようなものがありますが、日本ではあまり普及しておらず、婦人科で処方を受ける必要があります。

避妊に失敗した、性犯罪にあってしまったなど切羽詰まったときは、緊急避妊薬というものがあります。性行為から72時間以内に服用すると多くの妊娠を防げます。現在（２０２０）は医師の処方が必要ですが、来年には薬局での購入が実現しそうです。

いつか子どもがほしいなら…
人生計画を立てましょう

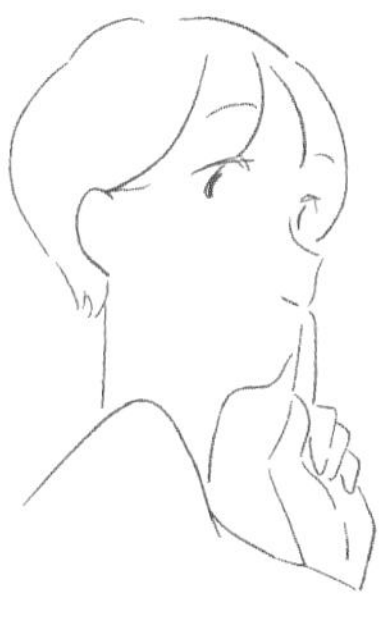

生理がはじまって数年の間は、天使のホルモン、エストロゲンをつくる卵巣の働きはまだまだ未熟です。だから、生理の周期が安定しなかったり、生理痛も起こりやすかったりもします。それが余計に生理ってめんどうだなって、感じさせているかもしれませんが、本来は20歳近くになると卵巣や子宮も成熟して、じょじょに安定してきます。そして、女性は50歳くらいまで生理と長いお付き合いをしていきます。

女性は妊娠中や赤ちゃんに授乳しているときを除いて、大体毎月生理があります。30~40年くらいの間です。ずいぶん長いな~と思いますか？　でもね、生理がある間ずっと子どもが産めるわけじゃないの。

10代の女の子の体や心は、まだ安全に子どもが産めるほど成熟していないし、閉経直前もまた、妊娠しにくいものなんです。実際は、30代後半から妊娠する力はぐっと下がってしまいます。あなたに知っておいてほしいのは、赤ちゃんはほしいときにいつでも産めるものではない、ということなんです。

今はきれいな40代、50代の女性がたくさんいますよね。でも残念なことにどんなに見た目が若い人でも、体の中身も若いままではいられないんです。女性の年齢が高くなるにつれ、卵巣の中の卵子も年老いてきますので、妊娠・出産へのリスクは何倍にも増加します。

だから、40代で出産する芸能人のニュースを見て、「赤ちゃんはいつでも産めるんだ」と思っていたら誤解です。そういう人も稀にいますが、卵子の立場から言うと、女性は20代から30代初めくらいまでにはじめて赤ちゃんを産むのが最適なんです。それに、妊娠・出産はもちろんですが、産んだ後の子育てにはうんと体力が必要です。その点でも、20代で子どもを授かったほうが自分自身もラクなんですよ（178ページ）。

今のあなたは、将来の夢をたくさん持っているかもしれません。もしその夢のひとつに、いつか「子どもがほしい」という願いがあるとしたら、仕事や年齢を踏まえて「35歳までにお母さんになる」という人生計画を立ててみてはどうでしょうか？

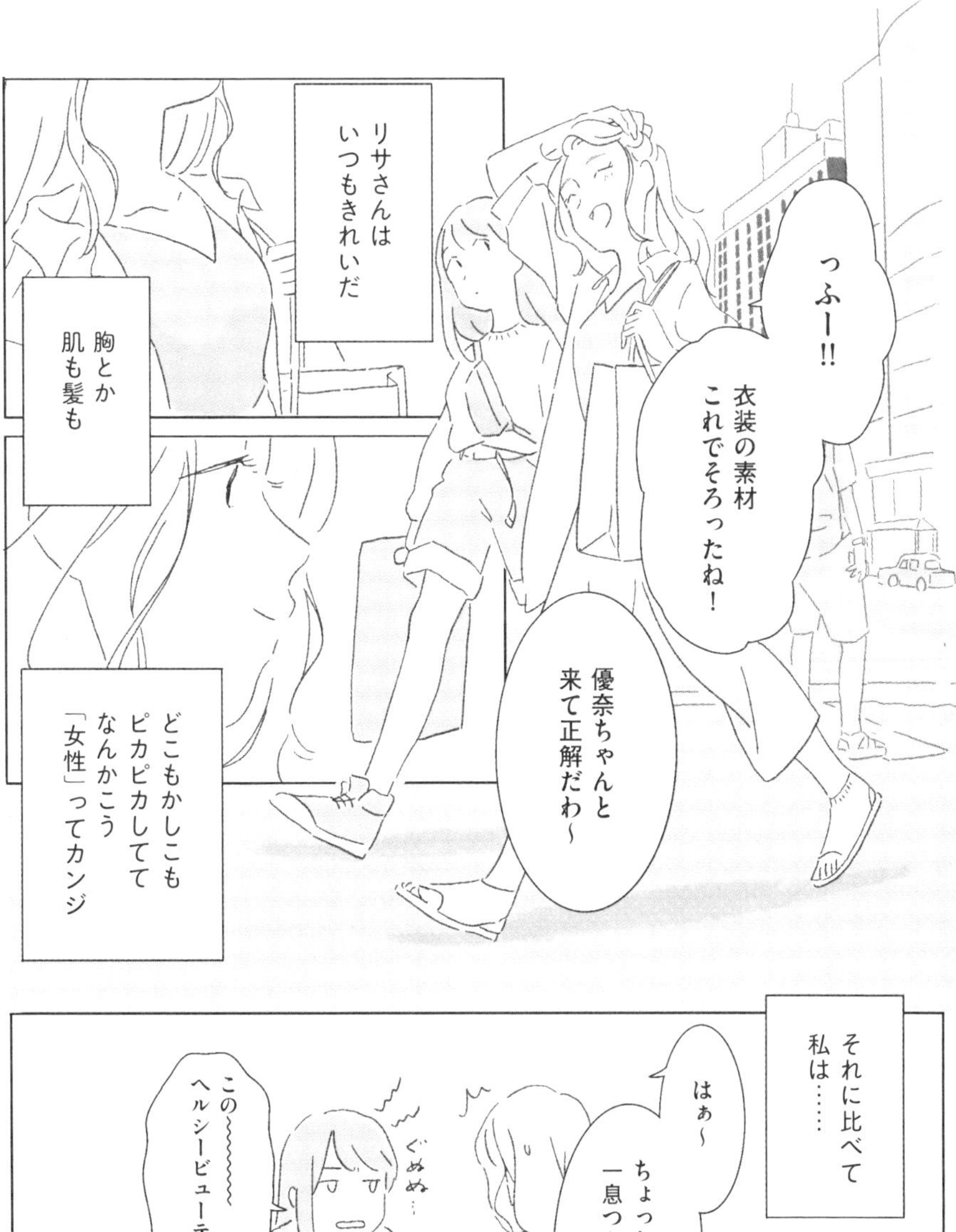
つふー!!
衣装の素材
これでそろったね!
優奈ちゃんと
来て正解だわ〜
リサさんは
いつもきれいだ
胸とか
肌も髪も
どこもかしこも
ピカピカしてて
なんかこう
「女性」ってカンジ
それに比べて
私は……
はぁ〜
ちょっとどっかで
一息つかない?
って
何その顔
ぐぬぬ…
この〜〜〜〜〜
ヘルシービューティーめ
え…?
何…?
急に?
ほめてる?
ありがとう……?

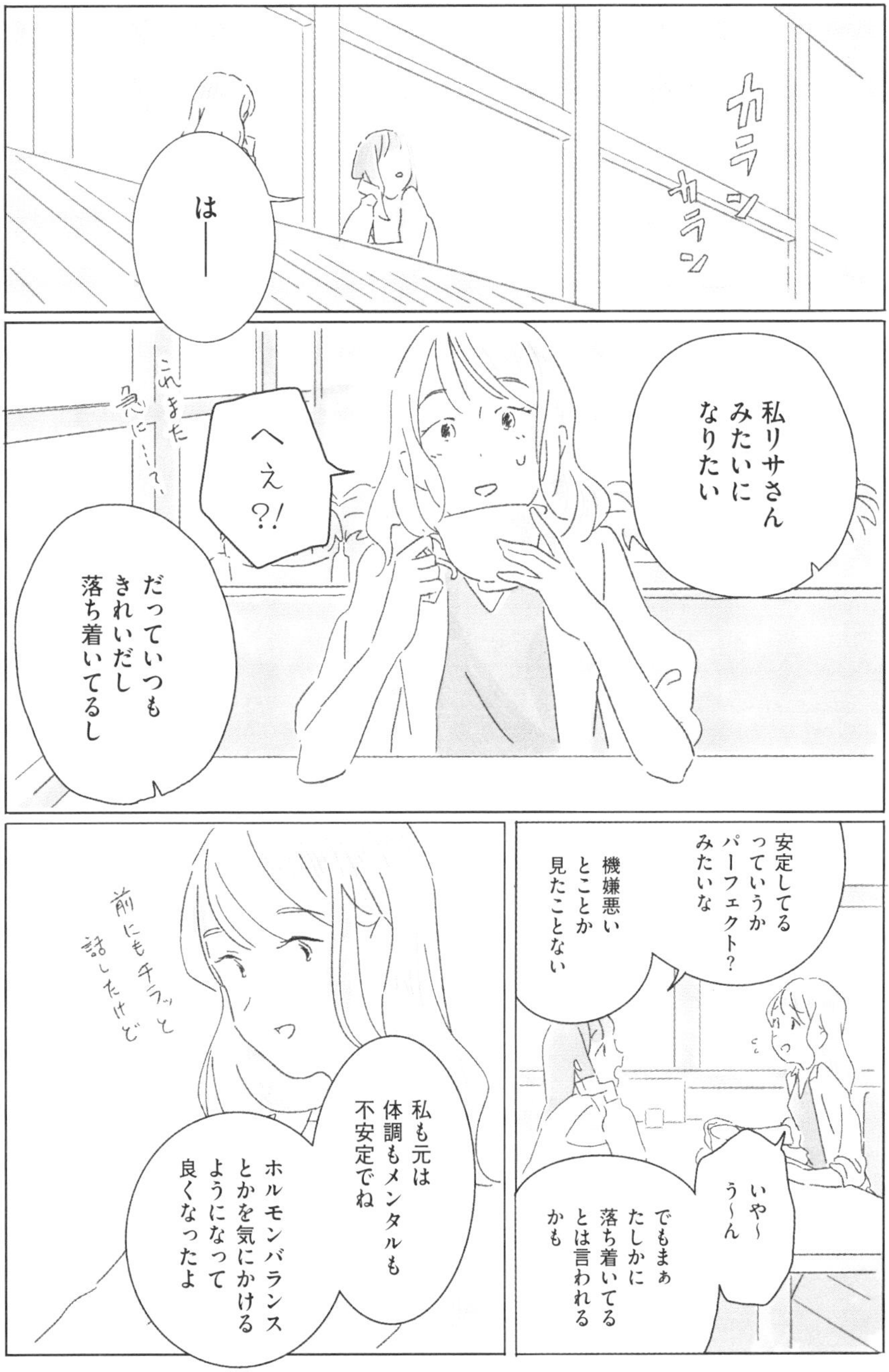
カラン
カラン
は——
私リサさん みたいに なりたい
へえ?!
これまた 急に……て、
だっていつも きれいだし 落ち着いてるし
安定してる っていうか パーフェクト？ みたいな
機嫌悪い とことか 見たことない
いや〜 う〜ん
でもまぁ たしかに 落ち着いてる とは言われる かも
前にもチラッと 話したけど
私も元は 体調もメンタルも 不安定でね
ホルモンバランス とかを気にかける ようになって 良くなったよ

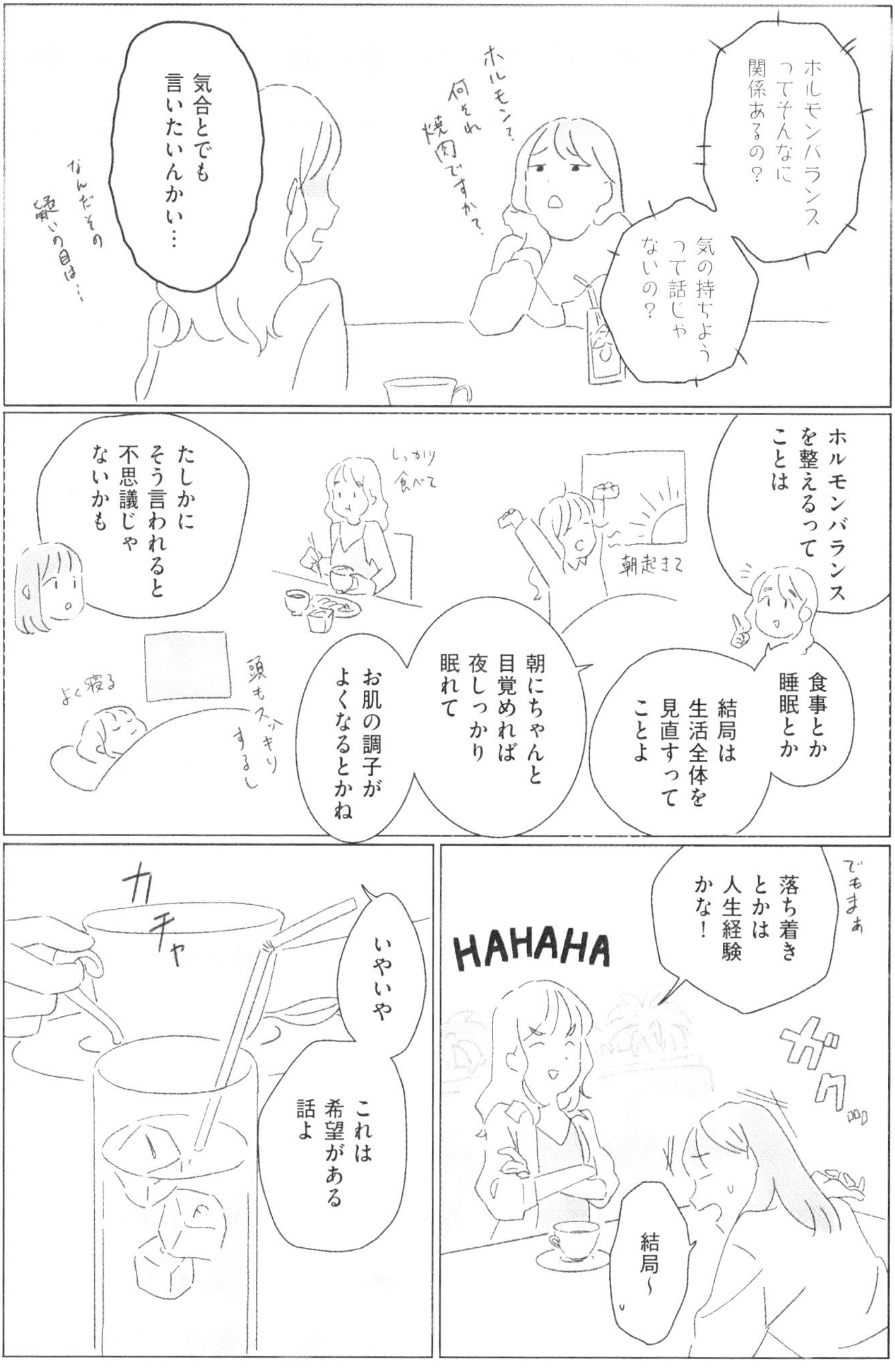
ホルモンバランスってそんなに関係あるの？
気の持ちようって話じゃないの？
ホルモンって何それ焼肉ですかって
気合とでも言いたいんかい…
なんだその疑いの目は…
ホルモンバランスを整えるってことは
朝起きて
しっかり食べて
食事とか睡眠とか
結局は生活全体を見直すってことよ
朝にちゃんと目覚めれば夜しっかり眠れて
お肌の調子がよくなるとかね
よく寝る
頭もスッキリするし
たしかにそう言われると不思議じゃないかも
でもまぁ
落ち着きとかは人生経験かな！
HAHAHA
ガクッ
結局～
カチャ
いやいや
これは希望がある話よ

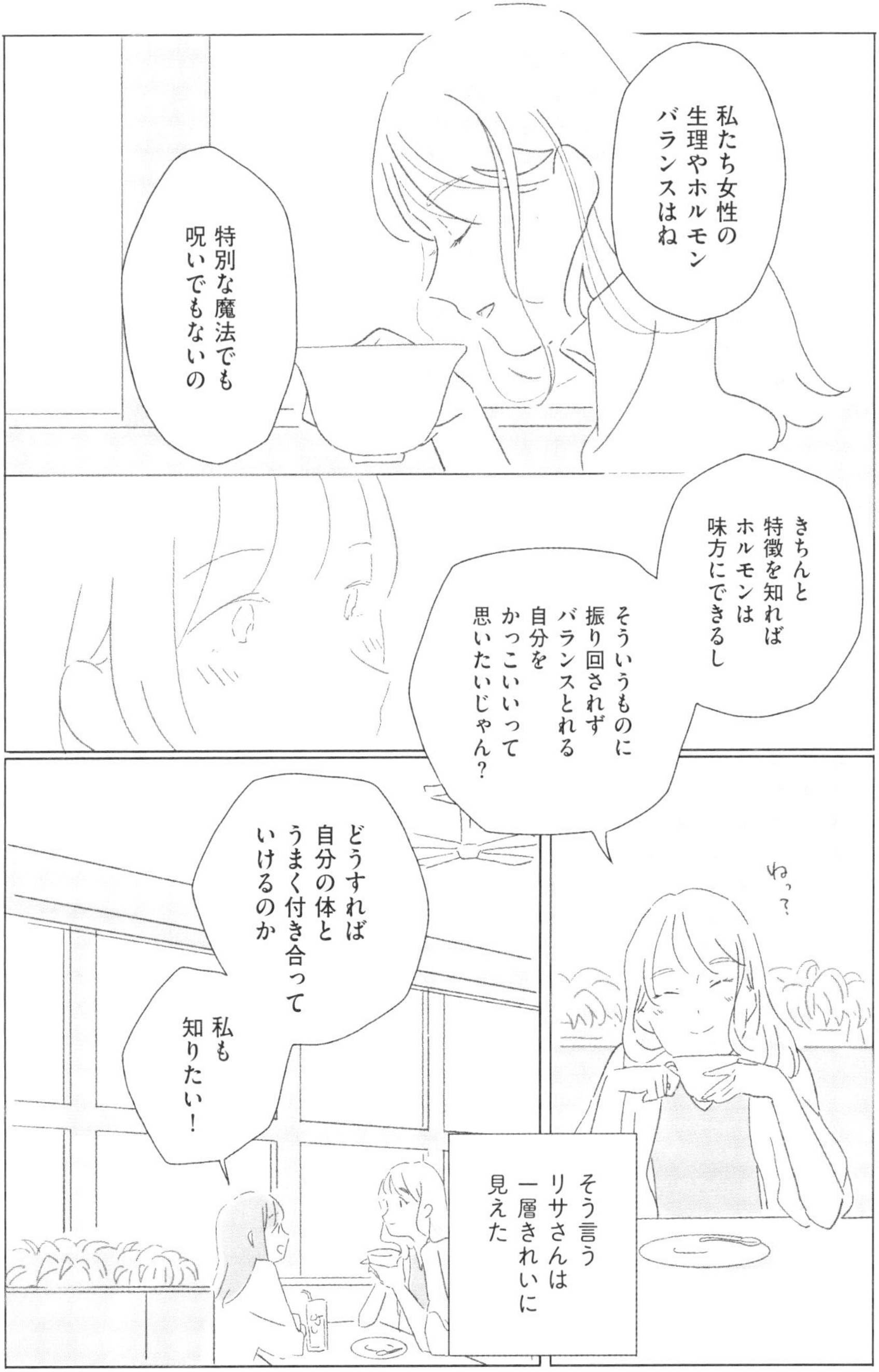
私たち女性の生理やホルモンバランスはね
特別な魔法でも呪いでもないの
きちんと特徴を知ればホルモンは味方にできるし
そういうものに振り回されずバランスとれる自分をかっこいいって思いたいじゃん？
ねっ？
そう言うリサさんは一層きれいに見えた
どうすれば自分の体とうまく付き合っていけるのか
私も知りたい！

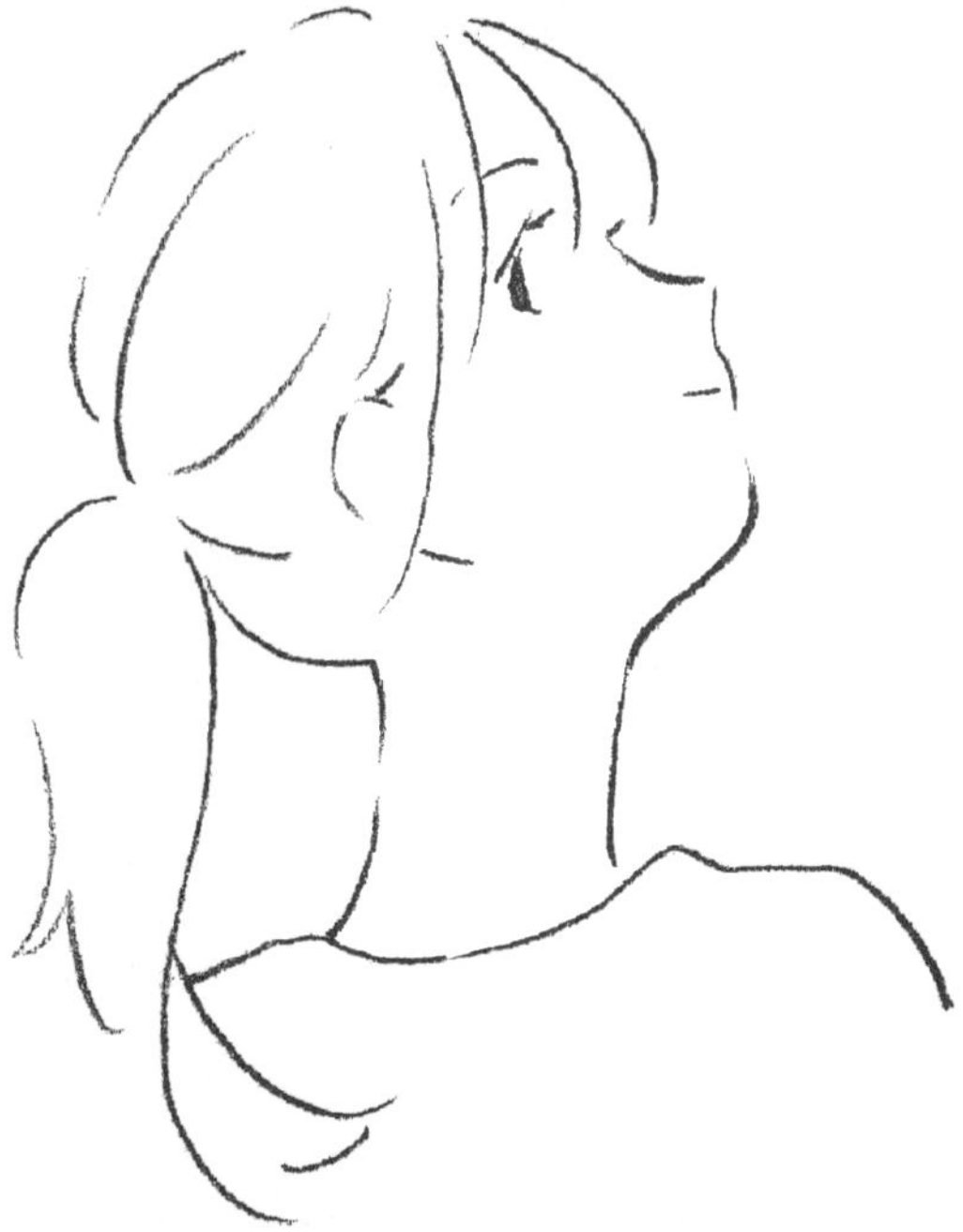

ここでは具体的にあなたが女性ホルモンと
上手に付き合っていく方法をお伝えしましょう。
「GOOD」「BETTER」「BEST」の３段階で
おすすめの方法を紹介していますので、
取り入れやすいものからトライしてみてください。

CHAPTER

女の子の毎日がしあわせになる10の習慣

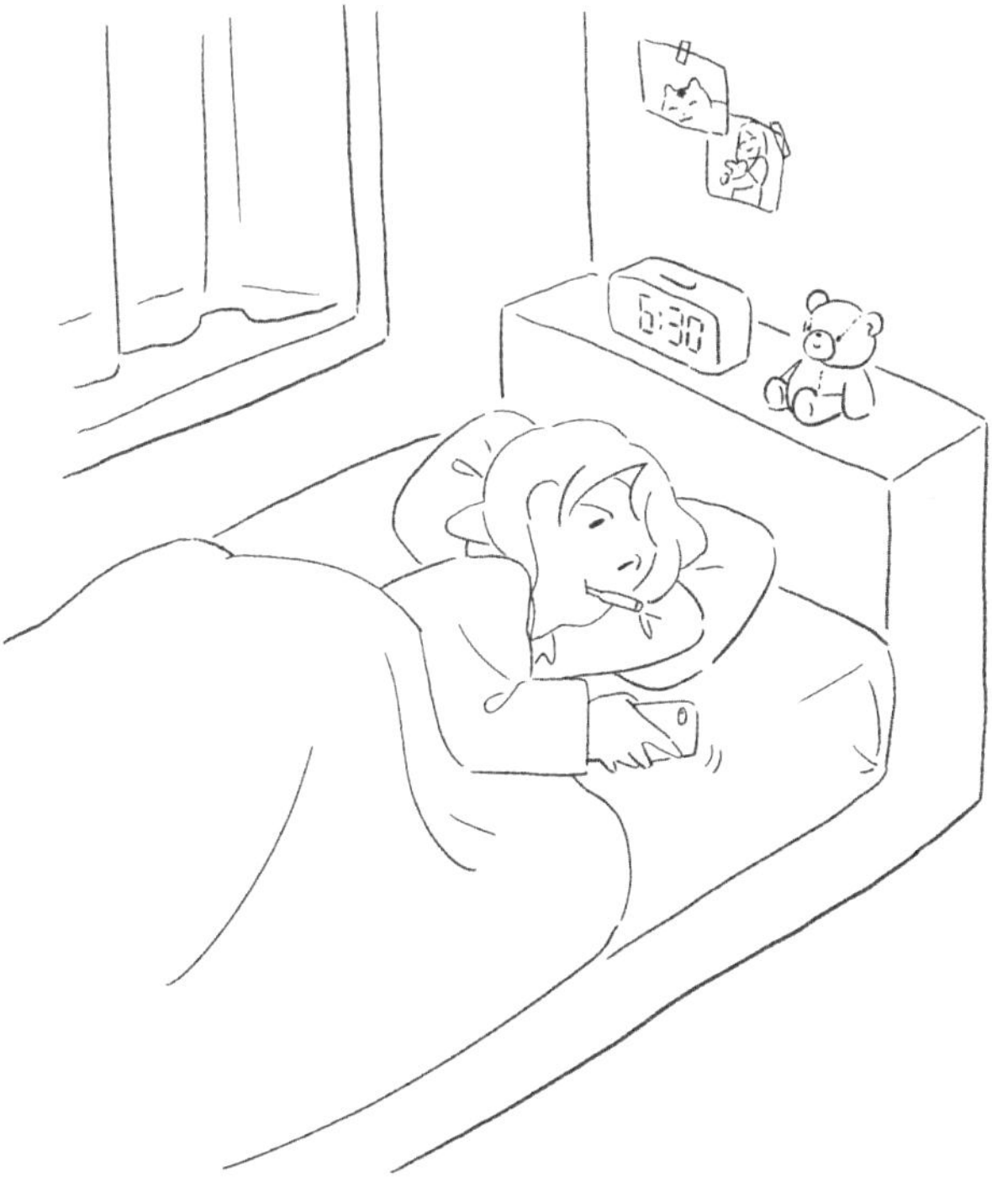

基礎体温をつける

朝、起きたらすぐふとんの中で寝たまま基礎体温を測ります。婦人体温計は枕元に用意して、休みましょう。婦人体温計の先端を舌の裏に入れて、口を軽く閉じて測ります。検温を終えたら、グラフにその日の基礎体温を記録しましょう。

大人になる途中のあなたは、子宮も卵巣もまだ未熟です。そのために、生理が毎月こなかったり、反対に２回もきたり、生理不順に悩んでいるかもしれません。

「基礎体温」を知っていますか？　朝、起きてすぐふとんの中で寝たまま計る体温のことです。基礎体温をつけていると、女性ホルモンがちゃんと分泌されているか、排卵があるか、次の生理はいつ頃くるかなど、さまざまなことがわかるんです。

　基礎体温を測る体温計は、ふつうの熱を測る体温計ではなくて、それ専用の「婦人体温計」というものを使います。０・３〜０・５℃ほどの微妙な体温の変化を教えてくれるものです。

　なぜ起きてすぐじゃないといけないかというと、人間の体温は体を動かしたり、ごはんを食べたりするたびに変化して一定ではないからです。朝いちばんの運動の影響を受けていない心も体も安静にしているときの体温を毎日記録することで、正確にあなたの体の中の状態がわかるんですね。

　次のページのグラフを見てください。排卵や生理が順調な女の子の基礎体温は、きれいに２相に分かれています。目指すのはこの状態です。この

【生理周期と基礎体温の変化】

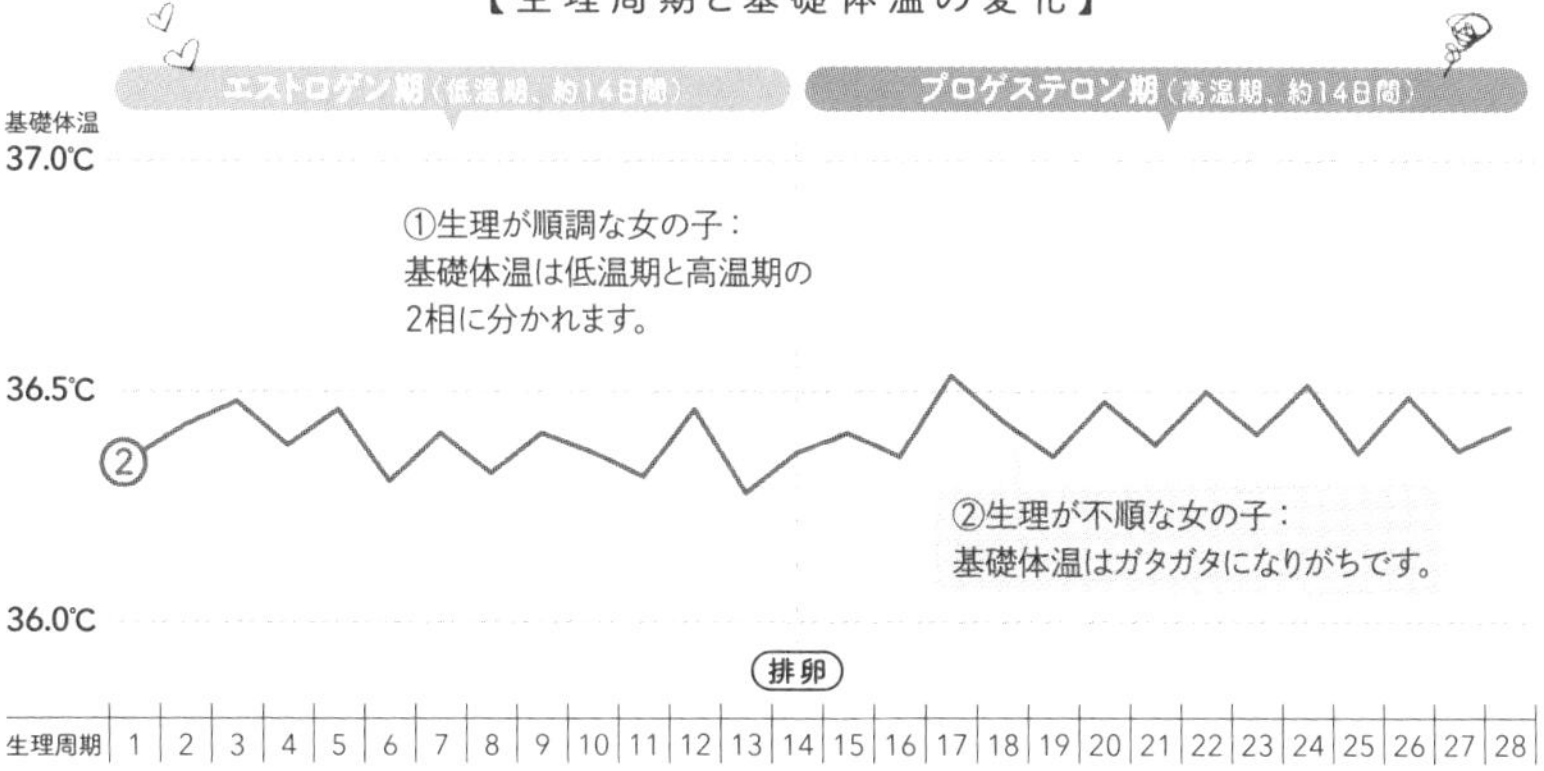

ようなグラフが描かれていると、あなたはお肌も調子がよく、気分も安定して過ごせるようになります。

エストロゲン期（低温期）が約2週間続くと排卵を境にガクッと体温が下がっていますね。そこから約一日でビューンと体温が上がってプロゲステロン期（高温期）に入ります。プロゲステロン期が2週間ほど続いて、妊娠をしていない場合、また体温ががくんと下がって生理が始まるという一定のリズムがあるのです。

一方、排卵や生理が不安定な女の子の基礎体温は、リズムが一定ではなく、ガタガタとしがちです。これでは、どこで排卵しているのか、いつ生理がくるのかわかりにくいですよね。ただ、あなたの体が成熟していき、この本でお伝えする生理を整える方法を試したりすることでグラフが2相を描くようにすることができるんです。

生理のある女性の体と心は、あなたが思う以上にデリケートにできています。生理前には精神的に落ち込んでしまったり、疲労やむくみ、頭痛といった体の不調を感じる人もいます。

基礎体温をつけて、自分の一か月の生理周期を把握できるようになると、心の浮き沈みや、体の不調に対して事前に準備することができますね。「生理だからしょうがない」のではなくて、未然に防いだり和らげることができるんです。

それにね、生理周期を利用してきれいになることもできるんですよ。

生理前のプロゲステロン期は、お肌が敏感になりやすい時期。ニキビや吹き出物ができやすいので、お肌は清潔に、乾燥にも注意します。むくみやすいのでゆっくりお風呂に入ったりマッサージをするとよい時期です。

生理中は、心と体の大そうじが行われる時期。肌はかさつき、もっとも敏感になります。ヘアカラーやパーマは禁物。新しいコスメを試すのも控えたほうがベター。焦らずに心と体を休めることがきれいにつながります。排卵前のエストロゲン期は、肌のバランスがいちばん整う時期。スキンケアの効果もでやすいものです。

基礎体温で生理周期を把握すると、効率的に元気で美しくもなれるんです。

次に紹介する習慣のうち、無理なくできそうなものから始めてみましょう。

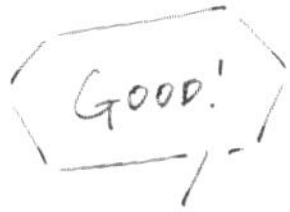

手帳に生理の日をつける

基礎体温を毎日測るのが難しい、どうしても忘れちゃうという人は、せめて生理が始まった日や体調を手帳につけましょう。数か月続けると生理周期や不調の傾向がつかめてきます。

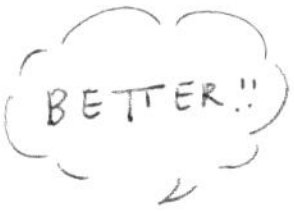

3日おきに基礎体温を測る

毎日基礎体温を測れなくても、3日おきくらいならできるでしょうか？

今は婦人体温計と連動していて自動でグラフにしてくれる便利なアプリも

ありますから、上手に活用しましょう。

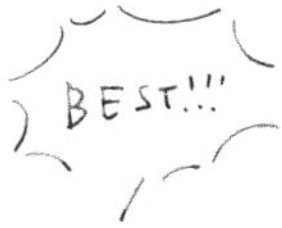

毎朝、基礎体温を測る

基礎体温は毎朝、できるだけ同じ時刻に検温しましょう。起きる時間が異なった場合でも、起床後すぐに測るようにします。寝坊をしてしまったり、目が覚めてすぐトイレに行ったりした場合は、グラフにメモを。一度起き上がってしまった場合は、30分以上安静にしてから測りましょう。

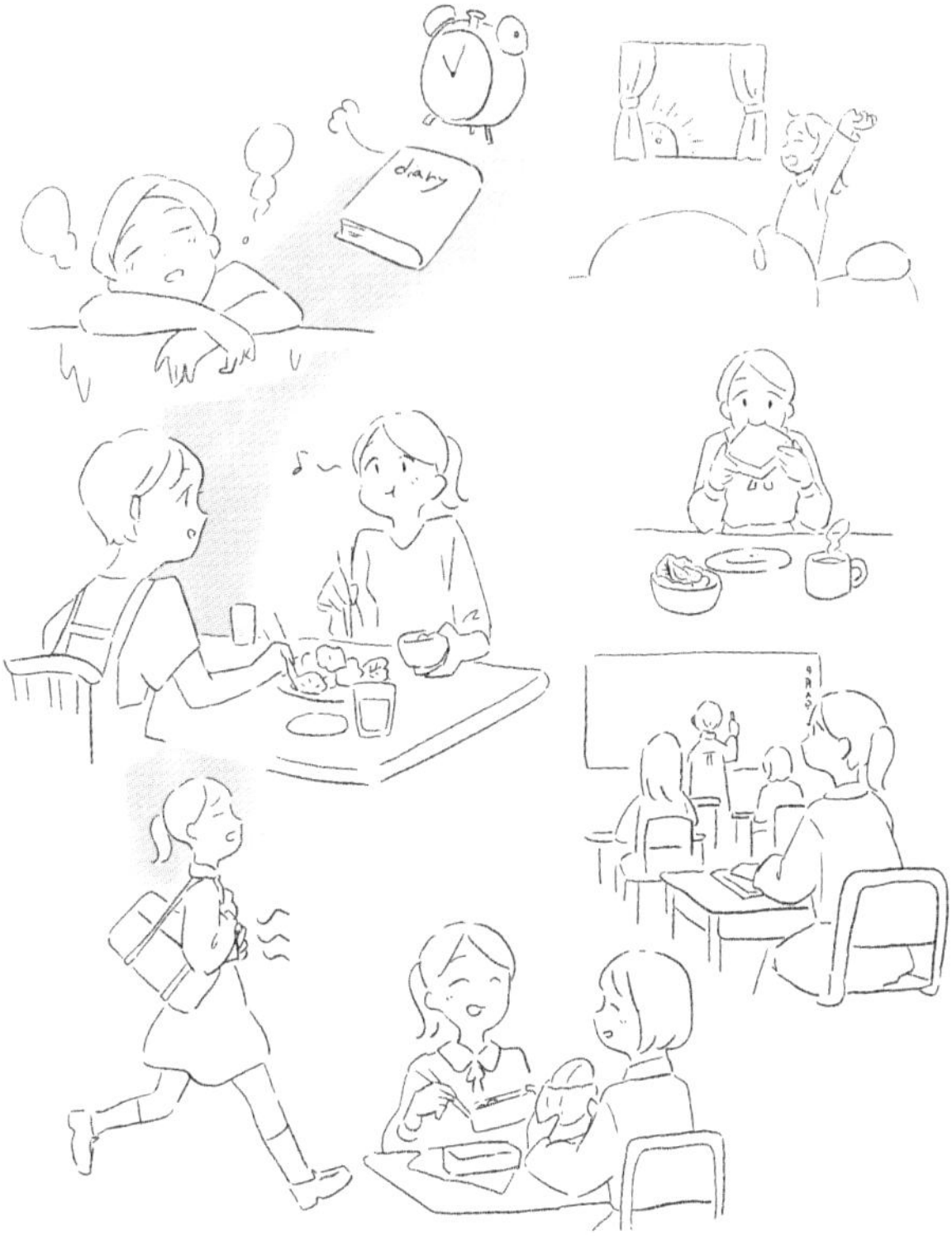

規則正しい生活を送る

早起きをすると、一日を活動的に過ごせるスイッチが自然と入ります！　お休みの日も、起床時間を変えないことが決め手です。生活に一定のリズムをつくってあげると、ホルモンバランスも整ってきます。

女性は天使と悪魔、2つの女性ホルモンのバランスをとることが大事、とお伝えしましたね。どうすればバランスがよい状態に保てるかというと、まず、規則正しい生活と食事をすることなんです。

女性ホルモンは、脳からの指令を受けて卵巣から分泌されていますが、生活習慣の乱れやストレスがあるとちゃんと指令が伝わらなくなって、ホルモンバランスが崩れて体も心も不調になってしまうんです。このホルモンバランスが、女の子の美しさにも、勉強や恋愛にも関係してきます。

「規則正しい」なんて言われると、かたっ苦しくてやだなと思うかもしれませんね。

確かに、習慣を変えるというのは難しいものです。私も若いころすんなりできたか、と言われたらぜんぜんできませんでした。ただ、毎日じゃなくても少しずつとり入れることで、生理の周期が安定し、生理も3日ですっきり終わるようになりました。バリバリ仕事もしてきましたが、大きな病気もせず元気でやってこられたのは、生活に規則的なリズムをつくってあげることができたからだと思っています。

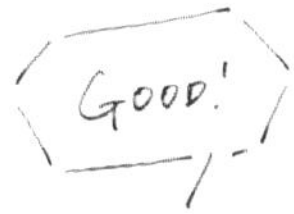

朝6時までに起きる

朝6時に起床することから始めてみましょう。5時〜6時は体のスイッチが入りやすい時間帯。すぐ起き上がらず、基礎体温を測ってからベッドの中で深呼吸をしたり、伸びをして全身を軽く動かしてから目覚めると、血行がよくなりスッキリします。早起きをすれば、おのずと夜も早く眠たくなるもの。夜ふかしもできなくなるんです。

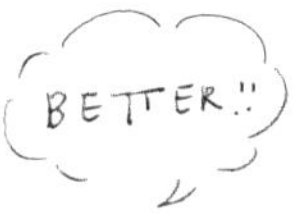

朝6時に起きる＋朝食をきちんと食べる

朝食抜きはしていませんか？　朝食を食べると、体温が上昇し、脳の働きも活発になり、一日の活動を始めるスイッチが入ります。腸が刺激を受けて、便秘の予防・解消にも役立ちます。

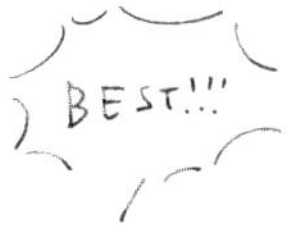

「女性ホルモンが整う理想の生活」どおりに過ごす

女性ホルモンのバランスがよくなり、生理も整って、お肌も心も絶好調になるための理想の生活をまとめてみました。

始めからすべてこなすのは難しいかもしれませんが、できそうなところからとり入れてみてくださいね。

女性ホルモンが整う理想の生活

【朝】

- 6時に目覚める
- 基礎体温を測る
- 洗顔&歯磨きや舌苔のお掃除

女性ホルモンのバランスが崩れていると、体に余分なものがたまりやすく口臭が起こりやすくなります。歯磨きのついでに、寝ている間に舌に浮き上がった老廃物の舌苔を専用器具で優しく掻き出しましょう。歯ブラシでやると傷つきやすいので気をつけて。

- 白湯を飲む（65ページ）
- 熱めのシャワーを浴びて（56ページ）、おっぱい体操（66ページ）
- 軽めの朝食（60ページ）

【昼】

●ランチは多めでもＯＫ（60ページ）

12時から14時は一日でいちばん消化力が高い時間帯です。消化しにくい肉類や魚は、昼食時に多くの野菜・海藻類といっしょに摂るようにしましょう。

●休み時間はリフレッシュ

トイレの中でおっぱい体操（66ページ）のおっぱい揺らしをちょこっとするなど、軽く体を動かしたり、窓の外の自然を眺めて目と脳をリフレッシュして。

【夕方】（16時くらいまでに）

●ヘルシーおやつで栄養補給（１５４ページ）

●好きな人の写真やお気に入りのものを眺めて幸せホルモンをアップ

夕方は疲れが出やすい時間帯。おやつを食べながら好きな人やアイドルの写真を見たり、お気に入りのグッズを眺めたりして幸せホルモンアップをするともうひとふんばりできます。

【夜】

- 脚上げのポーズで美脚ケア

外出から帰ってきたら、家着に着替えてリラックス。ごろんと寝っ転がって、壁に沿わせて脚を上げて15分ほどキープ。脚にたまった血液やリンパ液の循環をよくしてむくみを防ぎましょう。軽くマッサージすると気持ちもリラックスしてきますよ。

- 軽めの夕ごはん（60ページ）

19時くらいまでに。

- ゆったり入浴（56ページ）

湯船につかりながら深呼吸とおっぱい体操（66ページ）。

- 22時〜23時に就寝

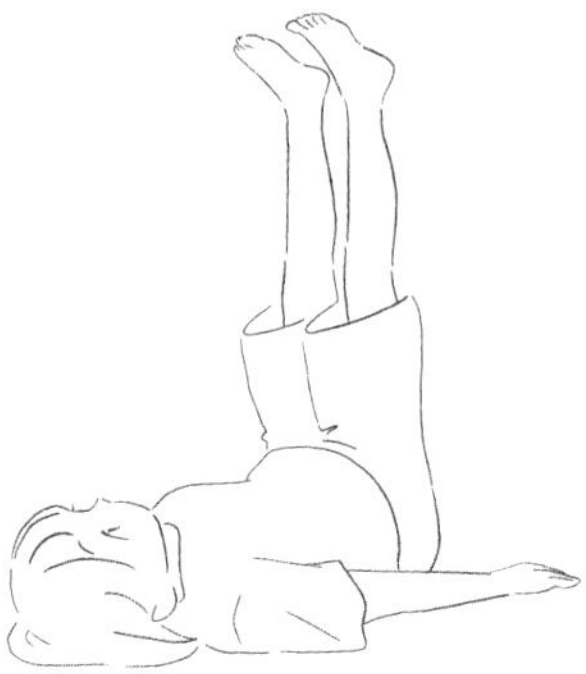

脚上げのポーズ

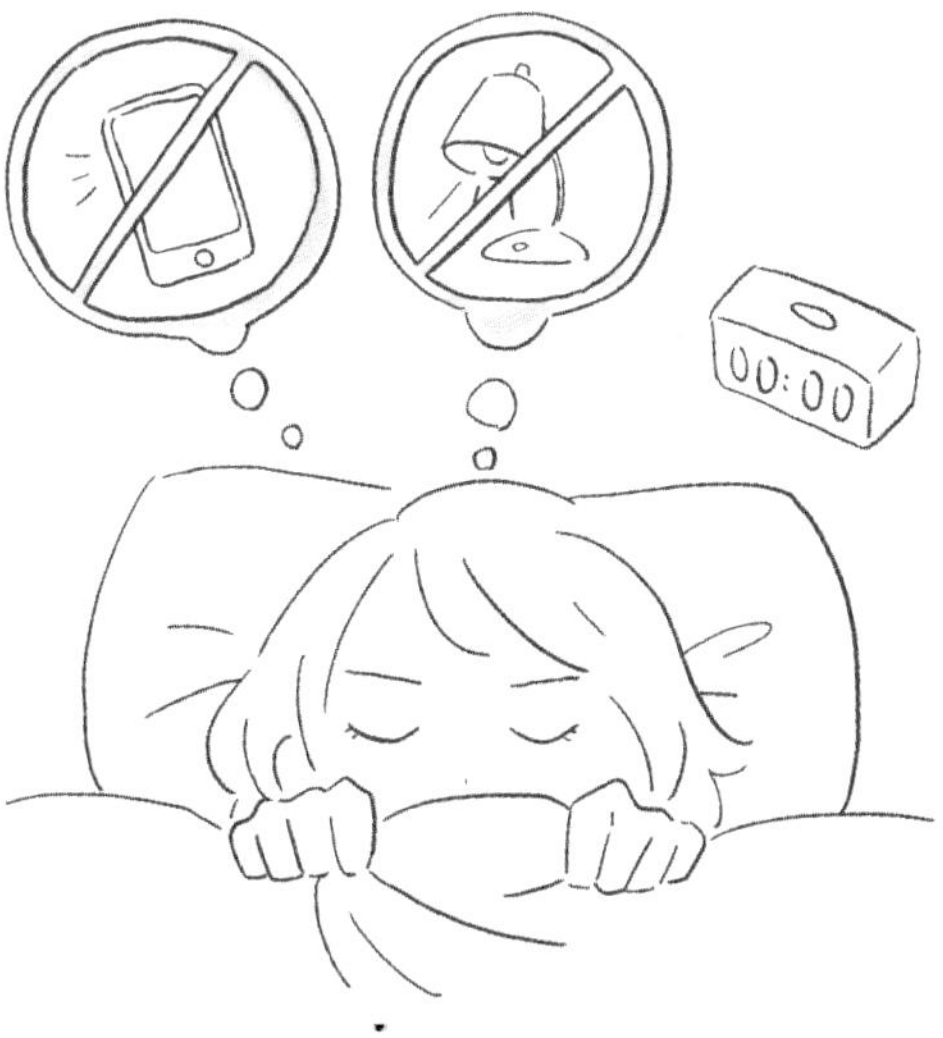

睡眠をあなどらない

シンデレラタイムの0時までには、遅くてもベッドに入りましょう。きれいになりたい、痩せたい、勉強も部活も趣味もがんばりたいなら、まず寝ることです！

最近ちゃんと眠れていますか？　夜ふかし気味ではありませんか？

現代の中高生たちが、部活や塾や習い事で大人顔負けに超多忙なことは私も知っています。過密スケジュールをこなすには、睡眠時間を削るしかないとなっているかもしれませんが、思春期は大人よりずっと睡眠が大切な時期です。睡眠不足は、いいことがひとつもないと知ってください。

睡眠中は、成長ホルモンがもっとも多く分泌されます。このホルモンには、天使のホルモン、エストロゲンの分泌を促す作用があるのです。他にも、新陳代謝、骨や筋肉の形成や、免疫力アップなどに関わっています。さらに、成長ホルモンには、脂肪分解作用もあるのですよ。そう、ちゃんと寝ることはダイエットにもなるんです。

逆に睡眠時間が短かったり、質の悪い睡眠だったりすると疲れがとれないばかりか、脳の働きが鈍くなり、代謝を低下させ、痩せにくい体になるし、ホルモンバランスも崩れてしまいます。成長期のあなたは、最低でも8時間の睡眠時間が必要です！

朝の寝起きをよくするのも、早く眠るのも、ちょっとしたコツがあります。たとえ寝る時刻が遅くなってしまったとしても、起床時刻は一定にしたほうが生活リズムは乱れません。

〝寝だめ〟というのも、人間の体はできないものとわかっています。休日だからといって昼まで寝ていちゃダメですよ。平日と同じ起床時間になったらカーテンを開け、朝日を浴びましょう。

質のよい睡眠のためには、寝る前の4時間の過ごし方が大事です。自分を「眠りモード」にもっていく準備をしましょう。

夕ごはんは、軽めに。たらふく食べると消化に忙しくて深い睡眠に入りづらくなります。お風呂は2時間前にゆっくりすましておくのが正解です。

ベッドにスマホを持ち込んでいませんか？　スマホやパソコン画面が放つブルーライトは、睡眠を調整するホルモン、メラトニンの分泌を悪くして、脳を覚醒させます。それに、ブルーライトは紫外線に近いエネルギーを持っていて、うっかり「スマホ日焼け」をしていることも。電磁波の問題もあります。21時以降はスマホはオフにするか機内モードにして、部屋の明かりもトーンダウンするのが◎。

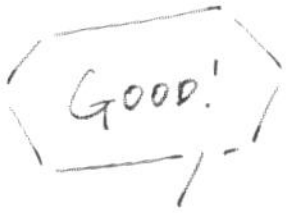

睡眠時間　0時〜6時

受験勉強や宿題など、やることが多くて夜ふかししがちな人も、0時にはお休みしましょう。22時から2時までの間は、「睡眠ゴールデンタイム」といって、成長ホルモンがたくさん分泌される時間帯です。

健康な睡眠は、深い睡眠「ノンレム睡眠」と浅い睡眠「レム睡眠」という2つの睡眠状態を90分おきに交互に繰り返しています。成長ホルモンはノンレム睡眠の深い眠りの間に多く分泌されますから、0時に寝れば、最初の深い睡眠「ノンレム睡眠」90分をかろうじて逃さずにすみます！

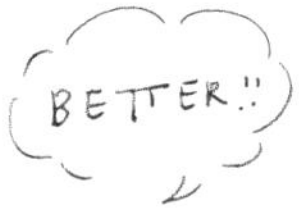

睡眠時間　23時〜6時

さらに早く眠ることができれば「睡眠ゴールデンタイム」の恩恵にあずかることができます。季節に合わせて、肌触りのよい天然素材のパジャマや寝具を選ぶと睡眠タイムが心地よくなってより深い眠りにつけます。

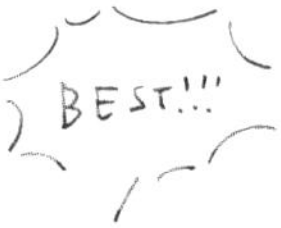

睡眠時間　22時〜6時

この8時間がベスト中のベスト！　成長ホルモンはもちろん、女性ホルモンのバランスも整い、体も心も安定した女性になる土台ができます。

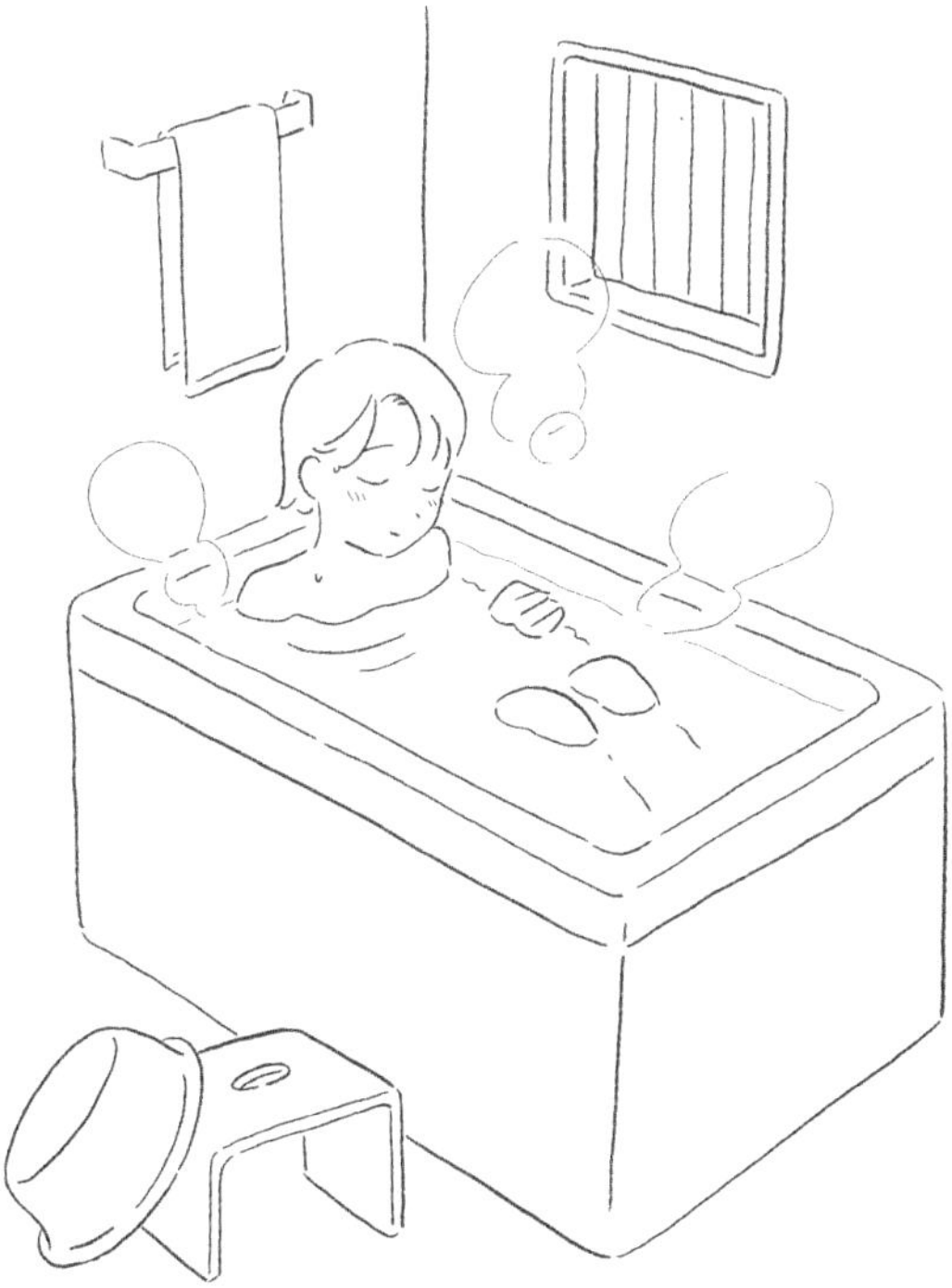

夜は必ず入浴する

夜は、ぬるめのお湯に10分〜20分つかりましょう。夜のバスタイムは、昼間の興奮を鎮め、眠りに入るための切り替えに最適です。血流をよくし、冷えやむくみの解消、肥満や生理不順、便秘などの症状も軽減されます。

勉強に遊びにと忙しく頭も心も体も動いた一日。疲れたからお風呂はシャワーでいいや、となっていませんか？

10分でもいいんです。ちゃんと湯船につかってみましょう！　大して時間は変わらないのに、うれしい効果がシャワーの何倍もあります。

水を沸かしただけのシンプルなお湯につかるだけなのに、お風呂に入るとスッキリ、サッパリしますよね。そこには3つの理由があるんです。

ひとつめは、お湯に入れば当然体が温まります。その温熱効果です。皮膚の毛細血管や皮下の血管が広がって血流がよくなると、体内の老廃物や疲労物質が除去されます。新陳代謝も上がるので、冷え改善や痩せやすい体質に。体が温まることでコリがほぐれたり疲れもとれますね。

2つめは、お湯に浸かると水圧の影響を受けることです。

水圧の力はすごいんです。水圧で、足にたまった血液やリンパが押し戻されるとむくみが解消されます。水圧がお腹にかかると、横隔膜が押し上げられるので、人は空気を補うために深い呼吸をし始めます。自然と心肺機能を高めて、血液の循環を促しているんです。

3つめは、浮力のおかげでふわふわしてリラックスすることです。

ふだん体重を支えている筋肉や関節がその役割から解放されて、体も心もゆるんで心底リラックスできます。

夜のお風呂は、38〜40度程度のぬるま湯に10〜20分間、全身浴が理想です。熱すぎるお湯は、刺激が強くてかえって脳が目覚めてしまい寝つきが悪くなりますから気をつけましょう。

ただ、生理の1日目と2日目は湯船にはつからず、シャワーだけにします。体を温めすぎると経血が多くなりやすいためです。それ以外は、夏でも湯船につかるほうが、体にも心にもいい影響が有り余るほどあります。

生理前の悪魔のホルモンが活発になるプロゲステロン期は、むくみやだるさを感じる人が多いですね。そういうときは、湯船に出たり入ったりを4、5回繰り返してみると体が軽くなります。

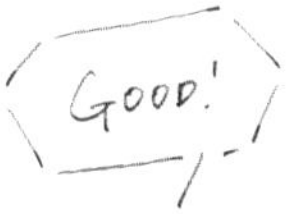

シャワー＋足浴

生理の1日目、2日目も含めて、とても忙しいときはシャワーだけでも必ず浴びて清潔を保ちましょう。夕方や夜に足浴をプラスするのも○。

大きめの洗面器やバケツに熱めのお湯を入れて、足首まで10〜15分つかります。足の冷えやむくみにとても効果がありますよ。足しか温まらないような気がしますが、足には全身のツボがあるので、体中の血液循環をよくしてくれます。半身浴と同じくらいの効果があるとも言われています。

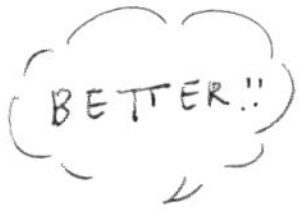

一日おきには湯船につかる

毎日湯船につかるのが難しくても、一日おきには湯船につかりましょう。

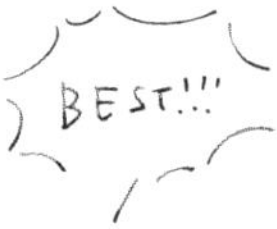

夜は湯船につかる＋朝シャワー

夜の入浴に加えて、朝、熱めのシャワーを浴びることができたらベストです。背中を中心にほんの1、2分でOK。全身ゴシゴシ洗う必要はむしろありません。寝ている間に低温になっていた体の温度を上げ、脳が目覚めます。眠っているあいだに代謝されて浮き出た肌の老廃物も流してくれます。

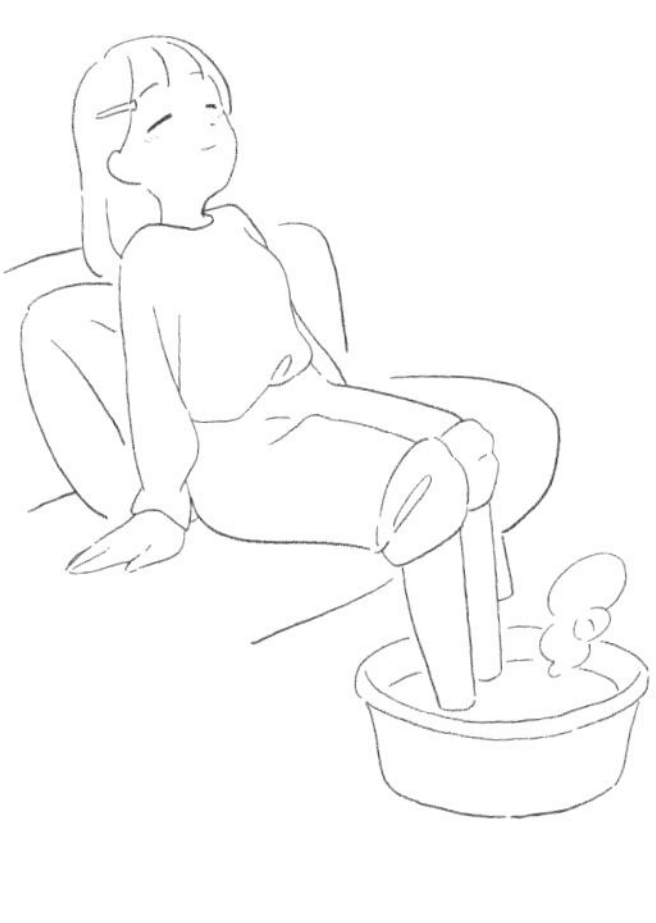

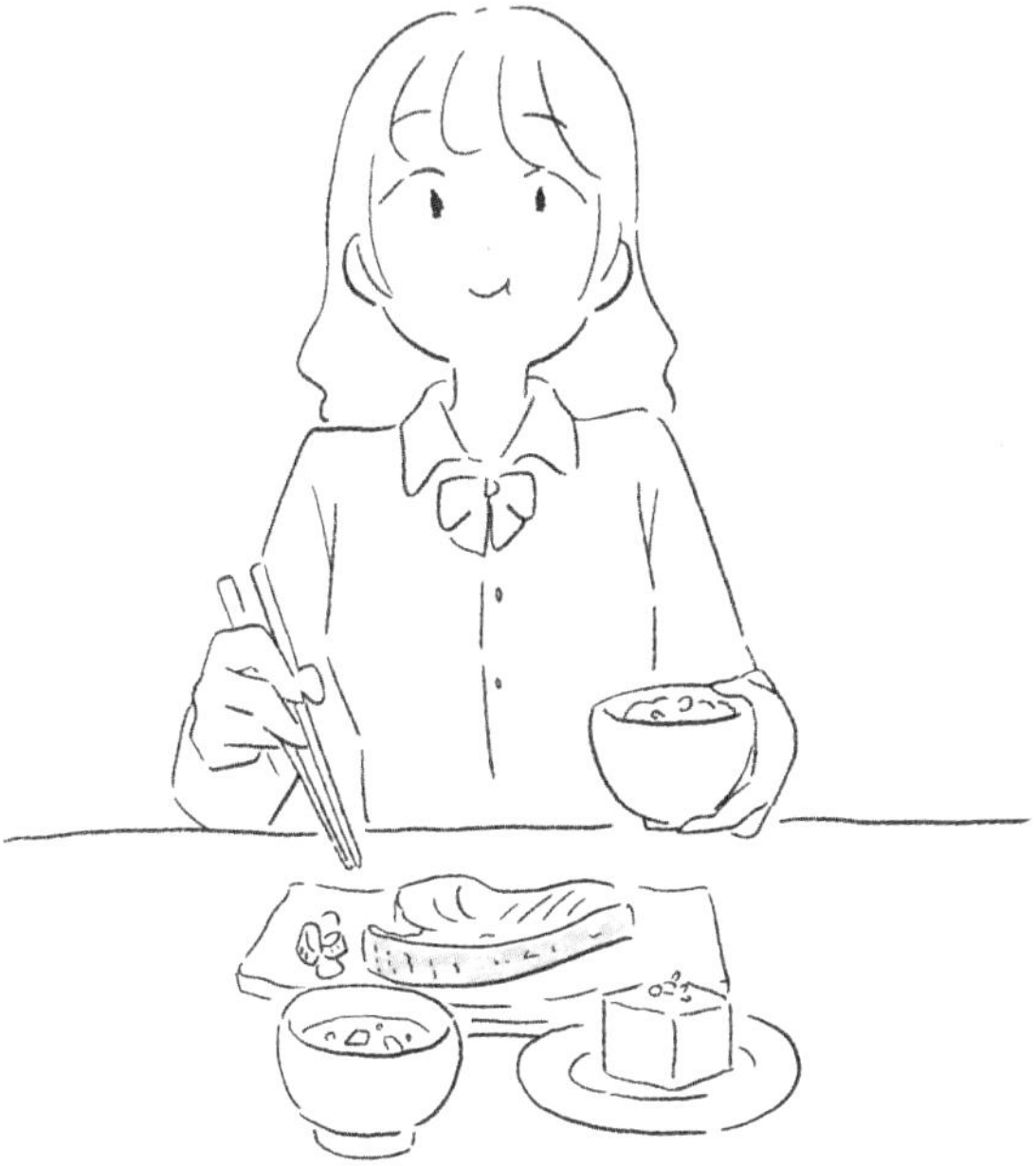

どうでもいい食事をしない

食事は、朝昼晩、汁物や野菜中心のメニューを心がけて。よく噛んで、温かいスープや白湯を一緒に飲むようにすると、消化促進になり、体に毒もたまりにくくダイエット効果もあります。

「生理痛がひどい」「本来は経血が少ないはずの睡眠中に大きなナプキンが必要」だったりする場合は、ふだんの食事になんらかの原因があるかもしれません。

ふだん何気なく食べている食事、ドリンク、おやつは、消化されて体を動かすエネルギーになるだけでなく、体をつくる肉、脂肪、皮膚、髪、爪、血液、体液などになりますね。各場所で細胞が新しくなるときに、古いものは老廃物として体の外に出されるわけですが、現代の私たちの食生活は、消化に負担がかかるものが多くて、毒を体内に残してしまいがちなんです。

朝に鏡をみてニキビを発見したりすると、「昨日チョコレート一箱食べたのが原因かも！」って思ったりしませんか？　それはあんがい正しくて、お砂糖たっぷりのチョコレートは刺激も強く肌に影響が出やすいのです。

お菓子に限らず、食べすぎて消化できなかった食事は「未消化物」という毒になって、体のあちこちに蓄積していきます。生理不順、口内炎、肌荒れ、便秘、寝ても疲れがとれないなんていうのも、食生活に問題があるケースが多いのです。

体の中がきれいでホルモンバランスも整っているときの経血は、少し鉄の匂いがして、洗濯でサラッと落ちます。でも食べ物が悪かったり不摂生をしていると、臭くて黒く落ちにくい「汚血」になったり、量が極端に増えたりします。

まず食事は、消化しやすいものを、腹八分目と心がけましょう。

消化しやすい食事というのは、肉や魚や油が少なく、温かくできたての手づくりのものです。腹八分目の目安は、「ちょっと物足りないかな」くらいでやめることと覚えてみてください。

また、育ち盛りのあなたは、3食きちんと「ごはん」といえるものを食べているでしょうか？　お菓子や菓子パン、ファストフードやジュースなど、お腹を満たすこと優先のどうでもいい食事で済ませたり、ダイエットのためにしょっちゅう食事抜きをしたりしていたら危険です。

ふだんから、和食中心、汁物や野菜を多く食べるようにしてほしいと思います。できれば手づくりのお弁当や、軽食におにぎりやスープをもっていって、ファストフードや添加物が入ったお弁当などは減らしましょう。

加工品やスナック菓子やお菓子によくみられる人工的な添加物（甘味料、防腐剤、安定剤、乳化剤など）は、消化されませんので体に悪影響です。

経血がどろどろしている、量が多い、黒っぽいのは、唐揚げやトンカツ、ステーキなどの肉類や油たっぷりのこってりした食事、チーズやクリーム、牛乳などの乳製品をたくさん食べていると、なりがちです。

なぜかというと、日本人の体は、大昔から食物繊維を多く含む植物性のものを中心に摂ってきたため、腸が長いと言われています。そのため、欧米人に比べて肉類や乳製品といった動物性脂肪の消化に向いていないのです。

とはいえ、こういった食事を「食べない」と禁止したら、ストレスがたまるでしょう？　食べたいときは、量や食べ方に気をつけてみればいいのです。食事は、「何を食べるか」ももちろん大事ですが、同じくらい「いつ、どのように食べるか」も大切です。

〈揚げもの、油っこいもの、ファストフード、肉料理を好んで食べる場合には〉

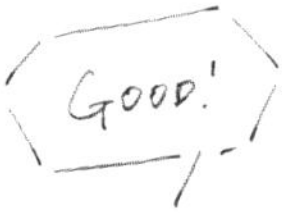

生理中は食べない

生理中はデトックスがうまくいくように、消化に負担がかかる食事は避けましょう。せっかく体をきれいにしているのに、未消化物となって毒をふやすことになり、生理がつらくなってしまいます。

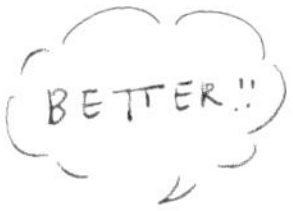

1回の食べる量を減らし、よく噛んで食べる

ハンバーガーとフライドポテトをいっしょに食べていたら、どちらかにしたり、肉は脂身を外すなどして、1回の食べる量を減らしてみましょう。そして、よく噛むこと！　消化しにくいものでもよく噛めば噛むほど、消化しやすくなり、栄養も吸収されやすくなります。より消化を促進するために、「冷えたドリンクとはいっしょに食べない」「次の食事まで4時間は空ける」「他の時間の食事はスープや蒸し野菜など消化がよいものを食べる」「体をよく動かす」「排便をかかさない」ようにできればベターです。

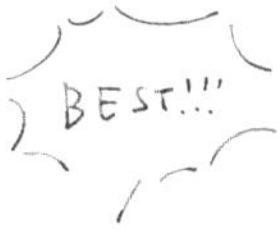

週に1、2回に減らす

肉料理や油が多い料理は、消化に時間がかかることを理解して、食べる回数は、週に1、2回。消化力があるランチタイムに食べるのが本当はベストです。最初に、白湯や温かいスープを飲んで胃を温めて、活動し始めてから、よく噛んで食べましょう。

体も心も整う魔法のドリンク
【白湯のつくり方】

肌トラブル、生理不順、便秘、胃もたれ、むくみ、不眠なども改善！

○つくり方

やかんかお鍋に浄水（軟水）を入れます。換気扇を回して火にかけ、沸騰したら、やかんのふたを開けて１／２量まで煮詰めます。ポットなどに入れておきましょう。

○飲み方

起床後や食事のときなどにカップ１杯（１００～１５０㎖）を、一日５杯程度飲みましょう。

○なぜ白湯は体にいいの？

水の結晶は煮詰めるほど小さくなります。結晶の小さな白湯は口や食道を通る前に粘膜で吸収され、体内の細胞に沁みわたり、乾燥を防いで、うるおいを与えてくれます。その浸透性のよさで、粘着性の高い毒を溶かし、排出もしやすくなります。

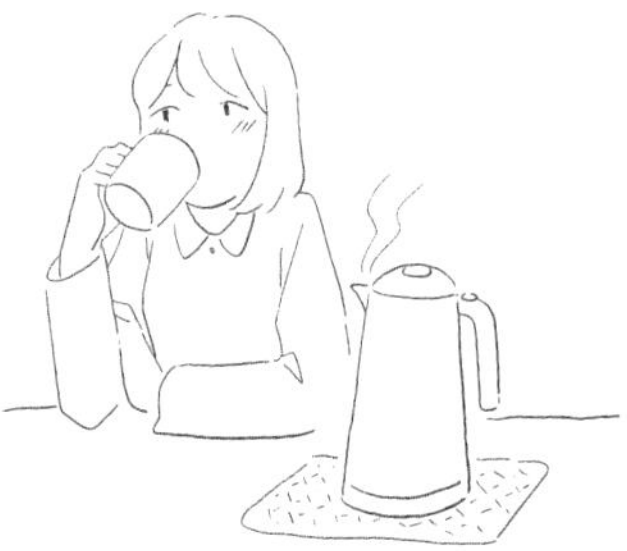

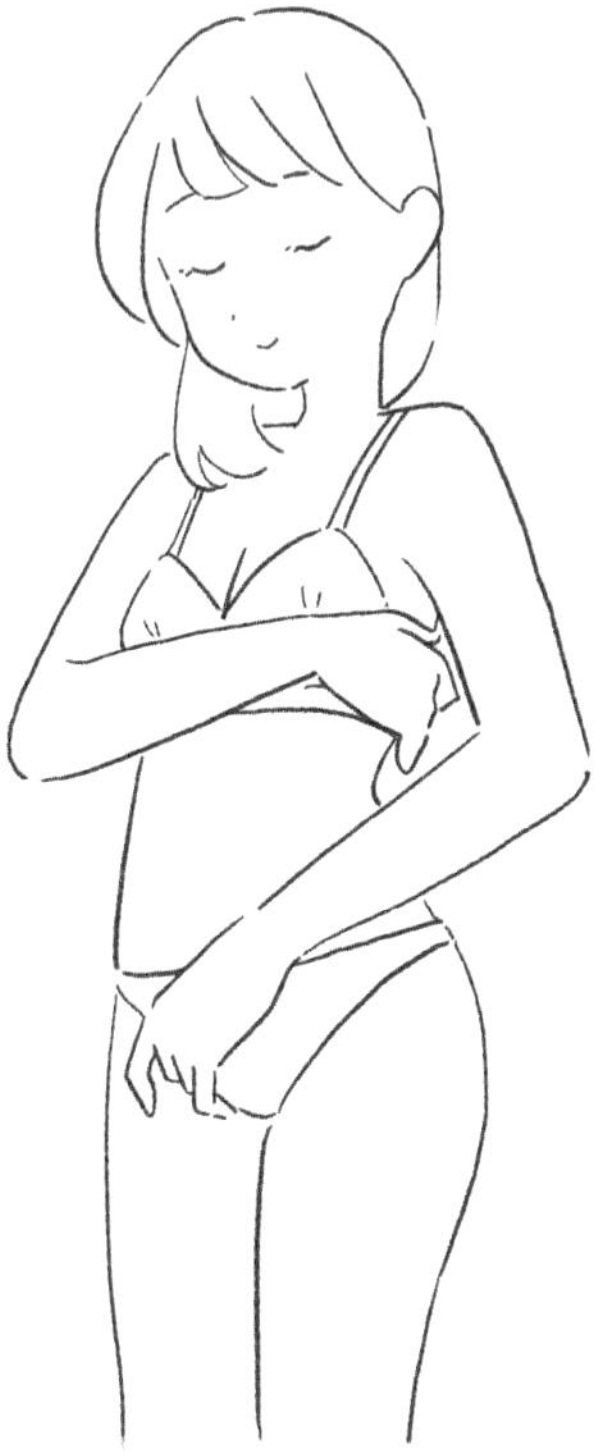

おっぱいケアをする

ふわふわのおっぱいは、女の子の健康と美のバロメーター。自分のおっぱいをもっとかわいがってケアしてあげましょう。おっぱいはやわらかくして、上方向に揺らしてあげると形もきれいになるし、バストアップもできます。

私は、生理がちゃんとしていることと、おっぱいがふわふわやわらかいことは、女の子の健康のバロメーターだと思っています。

成長期におっぱいが大きくなってくると、サイズに気をとられてしまいがちですが、大きさよりも、いちばん大切なのはふわふわやわらかくて温かいことなんです！

おっぱいは、女性の体の中心にありますね。体の真ん中にあるおっぱい周辺の循環が悪いと全身の血液循環も悪くなって、頭痛や肩こり、冷え、むくみ、生理痛など、さまざまな不調の引き金になってしまいます。

それに、これまで私のところには、貧乳に悩んでおっぱいを育てたいという女性がたくさん見えましたが、おっぱい体操をすると、その場でワンカップはバストアップする人が多くいました。

みんな飛び上がるほど喜んでくれるのですが、だいたいおっぱいの土台になっている大胸筋におっぱいの下のほうや脇がベタッと張り付いてしまっているだけなんです。それを「おっぱい外し」することで本来あるべき場所に脂肪を戻し、「おっぱい揺らし」で血流をよくすることでバストアップするのですね。

自分で毎日ケアすれば、きつい矯正ブラに頼らなくても、じゅうぶんおっぱいは育ちます。

ふだんおっぱいは、体を洗うときにちょっと触るだけになっていませんか？　鏡で自分のおっぱいをよく観察してやわらかさや、弾力などを確かめてみましょう。

昔の日本人と比べて、今の女性は、エアコンや肌の露出による冷えや、勉強や仕事のストレスなどで、おっぱいがこっています。ちゃんと触ってみると、硬い、冷たい、といった違いはちゃんとわかってくるものです。

おっぱいの周辺にはリンパ腺が集中しています。リンパ腺にはリンパ液が流れているのですが、リンパ液は血中の酸素や栄養素を細胞に与え、細胞の老廃物をとり去って血中に運んだり、体内の水分調整を行うという重要な働きをしています。

でも、おっぱいはいつもブラジャーで締め付けられていますよね？　そうすると、リンパ液や血液の流れが悪くなって、代謝が落ちて疲れやすくなったり、生理痛が重くなったり、肩こりがひどくなったりします。もちろん、おっぱいそのものの形も悪くなります。

生理前になると「おっぱいが張る」「おっぱいが痛い」という人もいるでしょう。

排卵から次の月経開始までのプロゲステロン期は、その前にセックスがあってもなくても、女の子の体は「妊娠しているかも？」と思って赤ちゃんを守ろうとする時期。赤ちゃんのために栄養をキープしようとして栄養から老廃物まで何でもため込み、胸も張りやすいんです。

一方、月経開始から排卵までのエストロゲン期は、おっぱいの老廃物も排出され、こりをほぐしやすい時期です。一か月通しておっぱいケアをしてあげると、おっぱいまわりの巡りが整って、生理前の不調もじょじょに減ってきます。

私が考案した「おっぱい体操」には基本的な４つのステップがあります。この４つのステップは、おっぱいだけでなく、おっぱいを支える筋肉や骨格も整います。

いつでもふわふわでやわらかく、３６０度よく動くおっぱいにすることで、ホルモンのアンバランスも整いますし、健康な体にもなれるんです。

朝に
おすすめ

腕・脇腹のストレッチ

腕や脇腹を伸ばしたりねじったりして、筋肉やじん帯の弾力や
肩甲骨の動きをよくします。

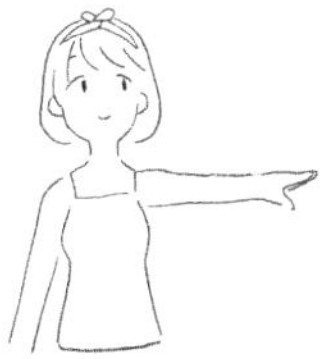

腕を真横に伸ばす
足を肩幅に開いて立ち、腕を真横に伸ばす。指先を先へ引っ張られるように腕全体を伸ばす。

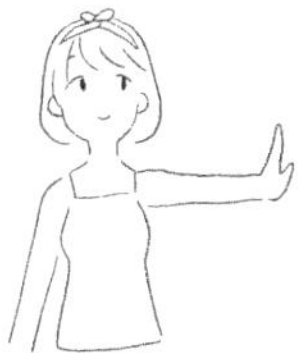

手首を上に曲げる
腕は伸ばしたまま、手のひらを下向きにして手首を上に曲げ5秒キープ。３～５回。

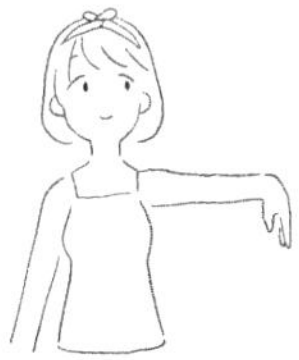

手首を下に曲げる
今度は、手首を下に曲げ、5秒キープ。３～５回。

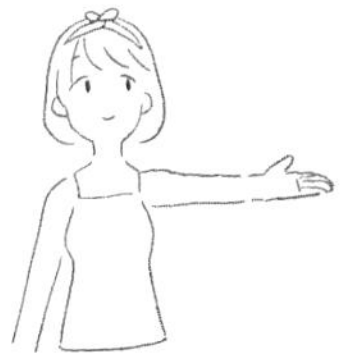

腕全体をねじる
腕全体を内側と外側にしっかりとねじる。４～５回。

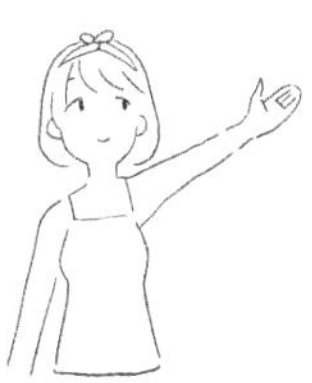

腕を上げる
腕全体を外側と内側にねじりながら上げる。

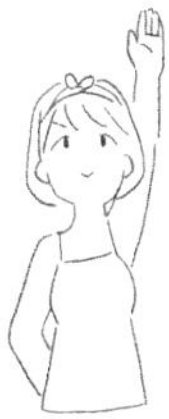

脇の下や脇腹を伸ばす
腕を上までグッと上げたら、脇の下や脇腹に伸びを意識して伸ばす。

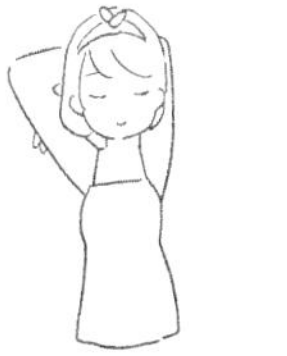

腕の付け根、脇を伸ばす
伸ばしている腕のひじを曲げ、もう片方の手で曲げたひじをつかむ。頭の真ん中までひじを持ってくるように、腕の付け根、脇を伸ばす。

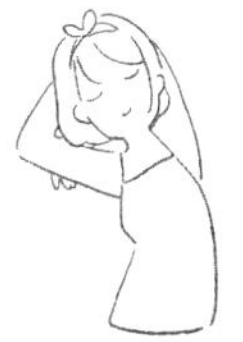

上半身を横に倒す
鼻から息を吐きながら、上半身を横に倒す。

※ 反対の腕も同じように行う。

朝や入浴前に

おっぱい外し

垂れていたり、歪んだおっぱいを元の位置まで持ち上げます。

①

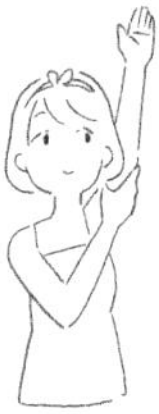

肘から腕の付け根までさする

左腕を上げ、もう片方の手で肘から腕の付け根まで下へ10回さする。

②

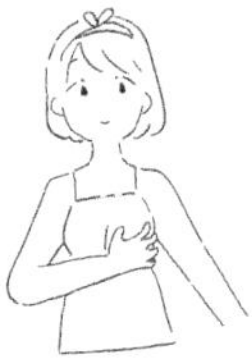

手を熊手のようにして、背中から脂肪をかき集める

右手を熊手のようにして、左肩甲骨の下側からおっぱいの脇に向け、指の腹で10〜15回しっかりさする。少しずつ円形にずらして下からもかき集める。

③

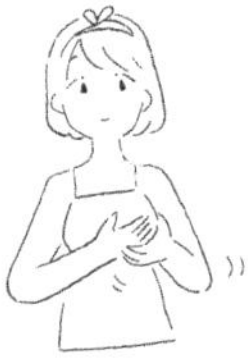

集めた脂肪を鎖骨の中心までかき集め、斜めに引き上げる

左手で左のおっぱいを支え、左脇からおっぱいを鎖骨の中心に向けて集める。そのまま、左手で持ち上げ、右手で斜め上に10回引き上げる。

④

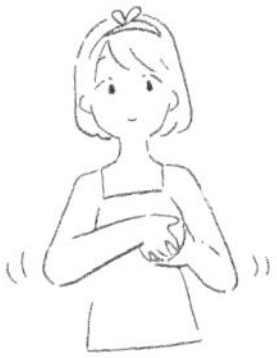

下から真上に向かって、揺らす

③と同様に、左手で左のおっぱいを支え、右手の指の腹で下から真上に向かって、10回しっかり引き上げる。

※ ①〜④を右側も行う。

⑤

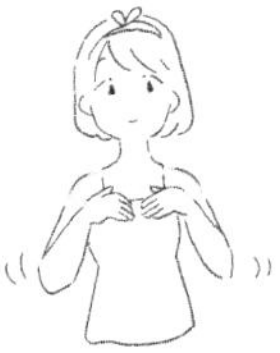

おっぱいの上を円を描くようにさする

両手を左右のおっぱいの間に置き、それぞれのおっぱいの上を通って、脇に向けて10回さする。

⑥

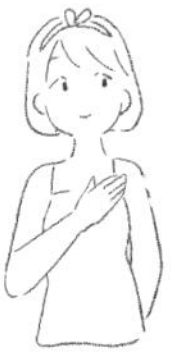

おっぱいの上を脇に向けて反対の手でさする

おっぱいの間から脇に向けて反対側の手で10回さする。右のおっぱいも同様に。

⑦

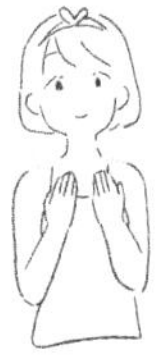

鎖骨の下をさする

脇の下にリンパ液を流すイメージで両手で左右の鎖骨の下を中央から肩に向けて10回さする。

トイレのたびに、
入浴時に

おっぱい揺らし

おっぱいを元あった位置まで持ち上げて、揺らすことで
冷え解消、老廃物を流し、ふわふわに。

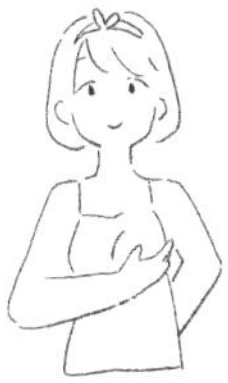

斜め上に向かって揺らす

左の胸を右手で斜め上方向に持ち上げて、そこから斜め上に向かって揺らす。1秒間に2～3回のテンポで、25～30回。
※続けて右のおっぱいも左手で支えて同じように揺らす。

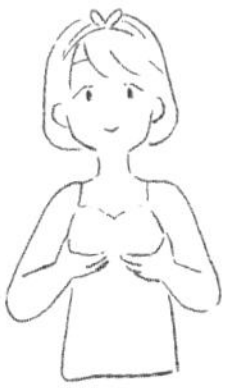

両手で軽く揺らす

両手で脇からおっぱいを中央に寄せるように持ち上げ、そこから上に向かってポンポンと軽く揺らす。1秒間に2～3回のテンポで、25～30回。

時間の
あるときには…

胸腺マッサージ

バストの間のみぞおちにある胸腺は免疫の司令塔。
病気予防や抵抗力アップに。

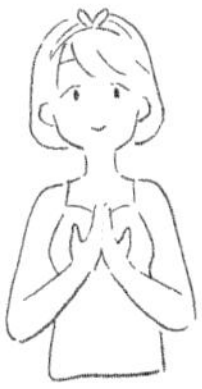

おっぱいの間を上下にさする

両手の甲を合わせ、おっぱいの間をさするように上下に10回動かす。

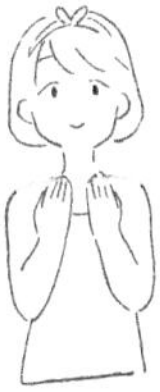

鎖骨の下をさする

合わせていた両手を鎖骨の下へ移動し、中央から肩にかけて10回さする。

GOOD!

トイレのたびに「おっぱい揺らし」

ステップ3の「おっぱい揺らし」は時間もかかりませんから、学校や塾でトイレにいくたびに行えばバストアップとデトックスがいっぺんにできて一石二鳥です。

BETTER!!

朝か夜、どちらか1回は
トータルで「おっぱい体操」をする

朝晩2回できればベストですが、難しいときは朝か夜、どちらか1回は行ってみてください。無理せずできるものをやってみましょう。

BEST!!!

朝晩2回の「おっぱい体操」を習慣にする

朝行うことで、体のスイッチがおっぱいから入り、さわやかな一日に。夜お風呂で行うことで、一日でたまった老廃物、こわばりを緩和し、すこやかに眠りにつけます。

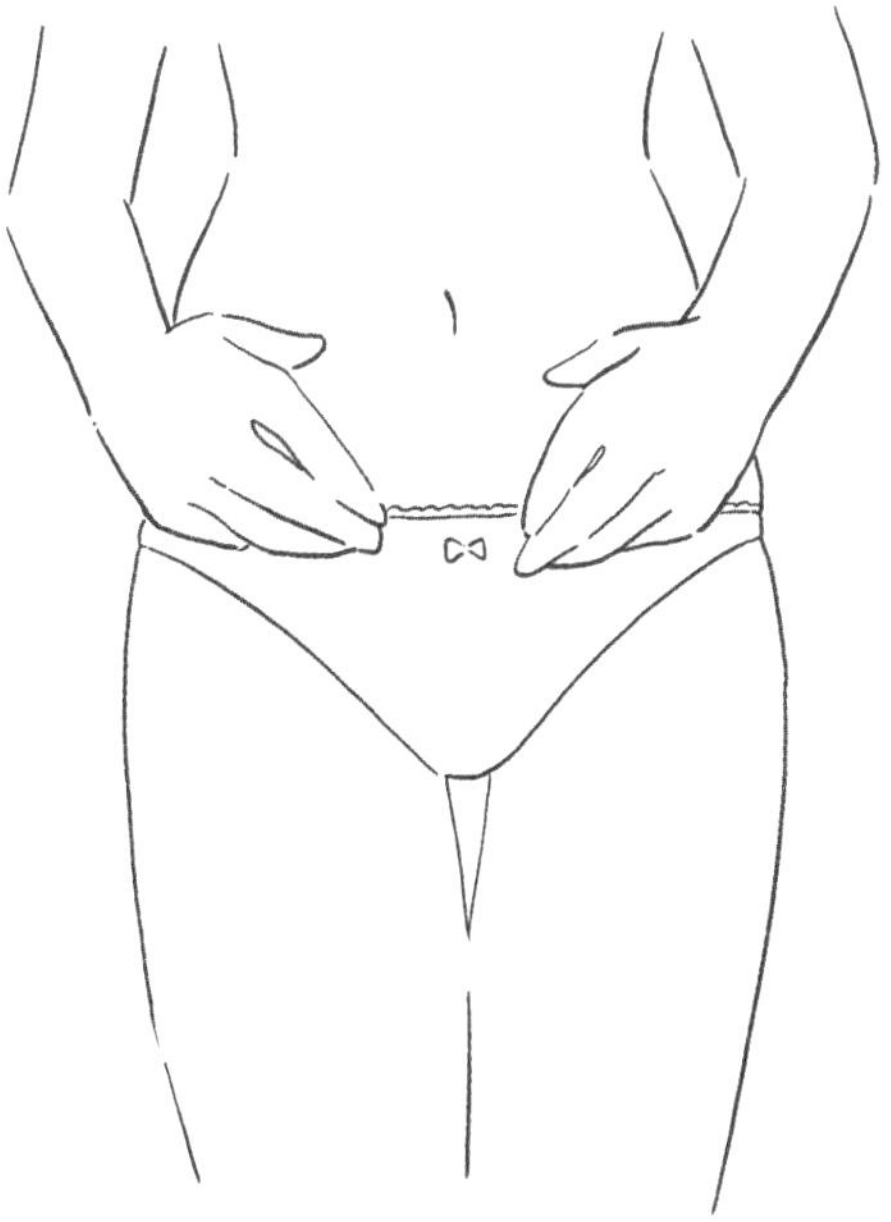

ＶＩＯゾーンを清潔にする

ＶＩＯゾーンは優しく扱って、清潔を保てばほとんどのトラブルはなくなります。
ＶＩＯゾーンも顔と同じように触れてケアしてあげれば、どんどん愛おしくなり、
調子のよいときと悪いときの違いがわかります。

デリケートゾーンのお手入れやケアについて関心を持つ女性が増えているようで、膣まわりをケアする石鹸や美容液などもたくさん市販されるようになってきました。

あなたは、自分の膣まわりをちゃんと鏡で見たことはあるかしら？　怖くて見られない、触るのも抵抗があるという人もいるようですが、女の子の体の最も大切な部分ですよ。怖いことなんてありません。自分の一部ですから、ちゃんとどうなっているかを目で見て、丁寧に優しくケアしてあげましょう。

膣まわりや肛門まわりのかゆみ、ムレ、臭いなどの不快感の原因のほとんどが、正しい洗浄ができていないためです。

おしっこの拭き方ひとつとっても、トイレットペーパーでこするような拭き方をしていると、摩擦が起きて黒ずみの原因にもなりますし、膣の入り組んだ部分に白いカスが溜まったりしてしまいます。それがかゆみや感染症のリスクにもなるのです。おしっこは、トイレットペーパーを軽く押し当てて、吸いとるようにしましょう。

うんちをした後も、肛門に負担がかからないように、優しく拭きましょう。後ろから手を回して、後方に向かってぬぐうようにします。

アンダーヘアの周辺、大陰唇・小陰唇、クリトリス周辺、膣の入り口辺り、肛門のしわの間に汚れがたまりやすいもの。お風呂で膣まわりを洗うときは、指の腹で優しくさするように洗いましょう。粘膜が露出しているので、オーガニックの専用のソープなど肌に優しいものを使うのがおすすめです。ただ、洗うのはあくまでここまで。膣内は指をいれて洗うことはしません。膣内は、常にpH4・5〜5・0の酸性に保たれていて、菌の繁殖や感染を防ぐ自浄作用があります。膣内を洗浄することは、そのような体に備わった作用を低下させたり、傷をつけてしまう可能性もあるからです。

GOOD!

通気性のよい天然素材の下着を着用する

下着は綿素材など、通気性のよい天然素材を使ったものがおすすめです。化学繊維でできた下着は、ムレやすく、静電気を帯びて、冷え、肌荒れ、かゆみや黒ずみ、アレルギーの原因になりやすいのです。オーガニックコットンやシルク素材には、体を温める効果もあります。

BETTER!!

布ナプキンを使う

生理中はデリケートゾーンにムレやかぶれが起きやすい状態。その一因は、化学物質が多く含まれる紙ナプキンかもしれません。布ナプキンに変えたことでトラブルが改善され、生理痛が軽くなったり、経血の量が減ったりする女性もいます。経血のモレが心配だったら、経血が少なくなる3日目頃からや家にいるときに布ナプキンで過ごしてみては？　また、肛門から膣にかけてを意識して締めるようにしてみてください。慣れるとトイレに行ったときに経血が出て、布ナプキンに付く量が減ってきます。

BEST!!!

鼠《そ》径《けい》部《ぶ》マッサージをする

デリケートゾーンの血流がよくなって、膣まわりの粘膜を強化でき、冷えとりにもなるマッサージがあります。椅子に座るか、スクワット体勢になります。服の上からでいいので、脚の付け根（鼠径部）から会陰部分をさするだけ。ほんのり温かくなってきたらＯＫです。

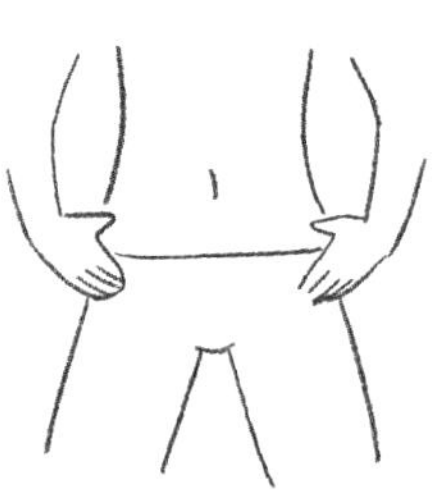

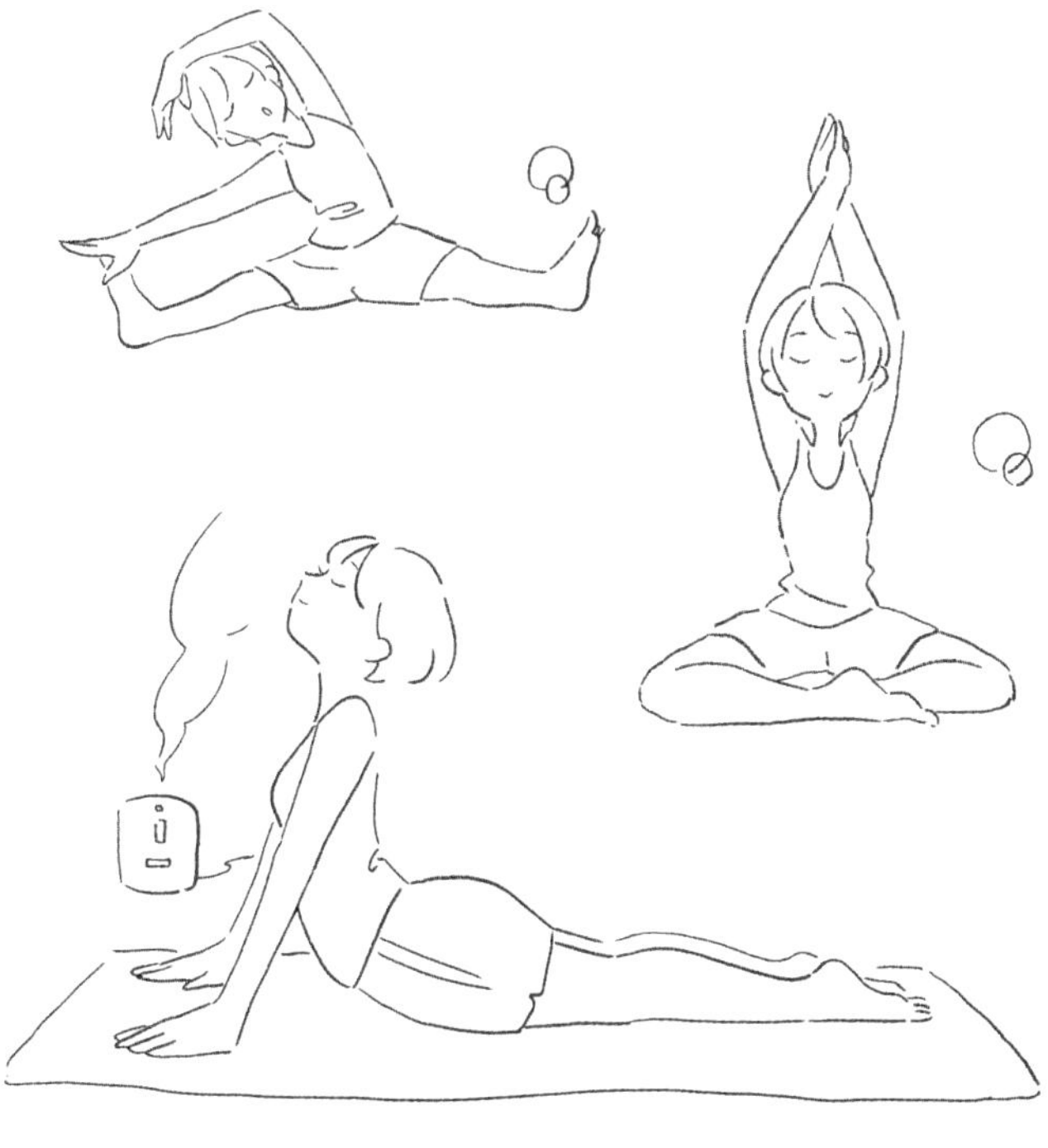

代謝をよくするよう心がける

毎日体を適度に動かすことは、代謝をよくしてホルモンバランスを整えてくれます。ヨガやストレッチを定期的にしたり、時間がないときは早足で移動する、エレベーターは使わないといった工夫をしてみましょう。

毎月の生理がつらいと、「数日のガマンだ」「薬を飲んでやりすごそう」としていませんか？　でも、生理はこの先40年近くも続いていくんですよ。できれば、快適なものにしたいですよね。

体に不調があれば、イライラしたり気分も沈みがちになるのは当然です。生理がつらいのは、体に毒をため込んでしまっていることがほとんどです。そのために体の代謝が悪くなってしまうのですね。

私たちは毎日、口からは食べ物や飲み物、鼻からは空気、皮膚からは、コスメやシャンプー、肌に触れる生理用品や下着からも材質や残留している洗剤の成分の影響など、知らず知らずのうちにたくさんのものを体にとり込んでいます。また、忙しかったり疲れていたりすると、ストレスを感じて心にもネガティブな感情をためていきます。

体に入ってきたものは、体内のそれぞれの器官で消化されて、尿、便、汗、垢、吐く息、声などで、外に排出されていくのですが、その代謝がうまくいかないと、毒をためやすい体になってしまうのです。

CHECK!

“代謝がいい体”これ、できてる？

□毎日、排便がある　□一日に7、8回排尿がある
□汗をちゃんとかいている　□毎月生理がある
□怒りや悲しみをため込まず、相談できる人がいる
□ストレスを発散できる趣味や習い事がある
□毎日体を動かしている

いくつチェックがつきましたか？　これらがすべて規則的に行われていれば、通常、毒はほとんどため込むことなく、外に排出されています。

ここでは、最後の項目「毎日体を動かしている」の目安をお伝えしましょう。運動はとても体にいいものですが、やればやるほどいいってものでもないんです。それに、運動しすぎて脂肪が少ないムキムキボディになってしまっては女性ならではの魅力も台無しです。

GOOD!

早足で歩く

定期的に運動の時間がとれない人は、学校や塾に行くときなど、姿勢をよくして、いつもより早く歩くようにしてみましょう。

BETTER!!

週に3日程度、運動する

毎日はできなくても、週に3日くらい、1回30分以上、ヨガやダンス、ストレッチやジョギングなど好きな運動を定期的に行ってみましょう。

BEST!!!

毎日、30分から1時間程度、うっすら汗ばむくらいの運動をする

理想は、軽めの運動を毎日決まった時間にすることです。朝や夕方や寝る前に体操や散歩をしたり、好きなスポーツを楽しみましょう。

たとえ趣味の延長線であっても、数十キロのランニングをしたり、男性並の筋トレメニューを日課にしている女子は要注意。体脂肪が急激に低下してホルモンバランスが乱れ、生理が止まってしまうことも。毎日の運動はうっすら汗ばむ程度で、息が上がってきたらおしまいにしましょう。

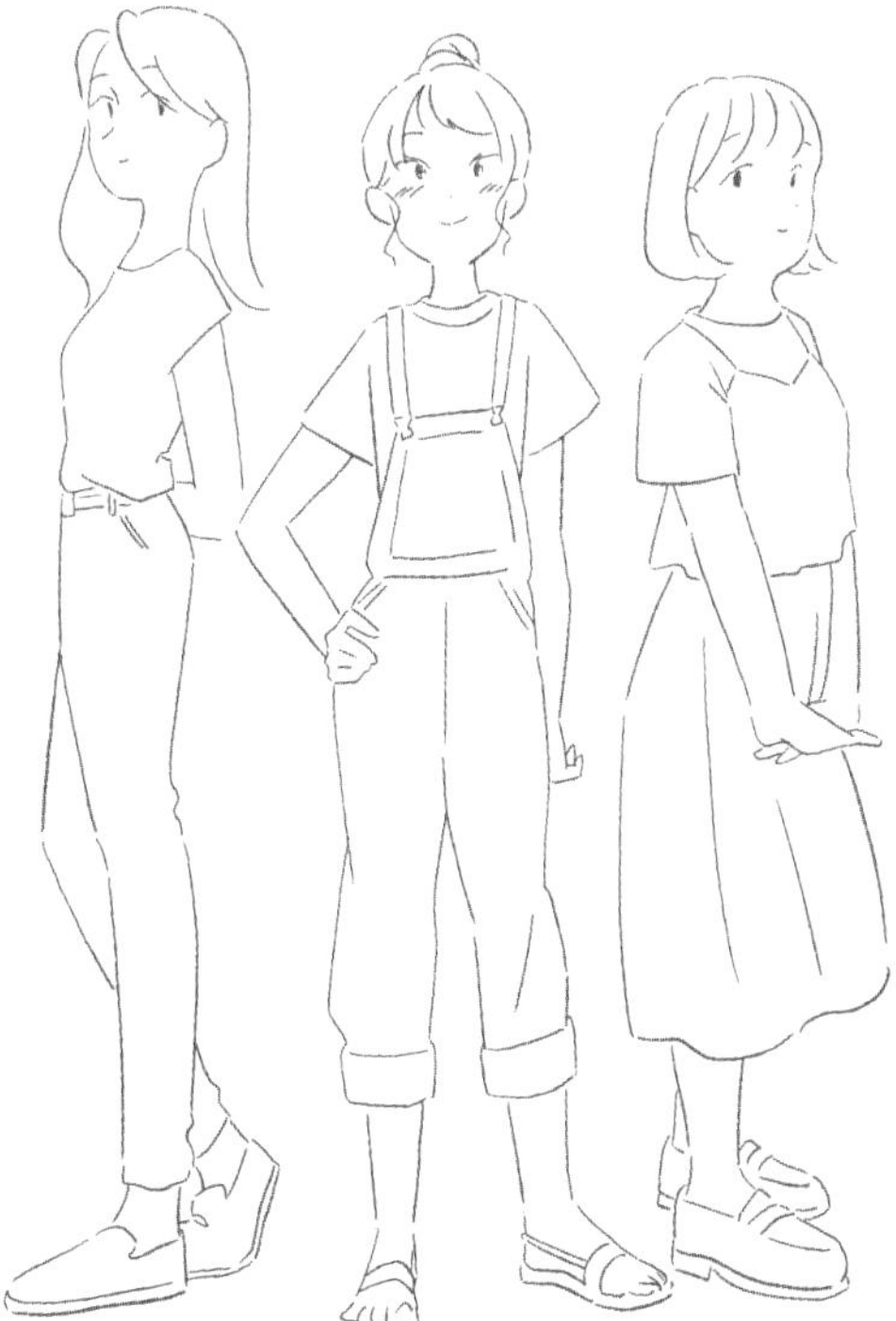

体の声に耳をすます

「体質」が違えば対策や対処法も異なります。自分の体質の特徴を知ると、人生の充実度や満足度は格段に上がり、ハッピーになれます！

あるコスメが私の肌には合っていたけど、友だちには合わなかったという経験はありませんか。これは人それぞれ体質が違うからです。暑さが苦手な人もいれば、苦にならないという人もいますね。**本来、体質が違えば、合う健康法や美容法も違うんです。**

自分の体質を知るためには、自分の体の声に敏感になることが大切だと私は常々思っているのですが、「体の声ってどんなもの？」と思うかもしれませんね。

たとえば、生理のとき「お腹が痛い」となるのも体からのＳＯＳの声です。わかりにくいところでは、疲れていて早く寝たほうがいいとわかっているのに、だらだらゲームをして夜ふかししてしまったり、お腹がすいていないのに、目の前のお菓子をついつまんでしまったりしませんか？

私たちは「やめたほうがいいかも」と気づいているのに、その体の声を無視して、行動してしまうようなことがあります。そのような心と体の矛盾した行動やストレスによって本来の体質からどんどん遠ざかってしまうと、体や心がトラブルを引き起こしてしまうんです。

ここで自分の本来の体質を知る助けになる方法をひとつお伝えしましょう。アーユルヴェーダというインド発祥の伝統医学です。

アーユルヴェーダには、人間が自然と調和して健康で幸せに生きていくための知恵がたくさんつまっています。そして、人は本来の体質に沿って生きることが、なによりも健康で美しく安定していて、幸せな状態に導くと教えてくれます。

アーユルヴェーダでは、この世のすべてのものは、ドーシャという3つのエネルギーでできていると考えます。

ヴァータ（風の要素）、ピッタ（火の要素）、カパ（水の要素）と呼ばれるもので、私たちの体質にも当てはまります。

86ページから、それぞれのドーシャの特徴をチェックテスト形式でまとめています。自分のドーシャが何になるか、ぜひやってみてください。

誤解しないでほしいのは、チェックテストをやってみて、もし「自分はヴァータ体質だ」となったとしても、少なからず、ピッタやカパの要素も持っているということです。ドーシャは、血液型のタイプ分けとは違い「ヴァータだったら、ヴァータだけ」というわけではなくて、3つのエネルギーの配合の割合で決まります。

ですから、それぞれのテストをやってみたところ、ひとつのドーシャが少なく、2つのドーシャが同じくらい多い、というケースもありえます。そういうときは、ヴァータピッタ体質、ヴァータカパ体質、カパピッタ体質など、複合的な体質になります。アドバイスは両方の体質を参考にしてください。どの体質も強みと弱みがあります。その体質がもつ強みとなる部分をキープした状態でバランスを保つには、その体質に合った食事や生活が鍵になります。

また、ドーシャは、一生変わりませんが、年齢や一日の過ごし方や、季節、時間などから絶えず影響を受けています。

とくに、現代社会はどのドーシャの人であっても、ヴァータが乱れやすいんです。何かと忙しく、動きすぎ、神経を使いすぎなのですね。

ヴァータは体の中で「動かす力」を担当しているので、ヴァータが乱れると、体も心も不安定になってきます。具体的には、消化力が低下したり、代謝が乱れやすくなり便秘や冷えが悪化したりします。そわそわ落ちつかない、心配が多い、焦る、というのもヴァータの乱れの際立った特徴です。

自分の体質やその乱れの特徴をあらかじめ知ることは、スムーズに不調を整えるヒントを与えてくれるでしょう。ちなみに、私がこの本でお伝えするケア法や生活術などは、アーユルヴェーダの知恵を基本にしながら、日本の風土や民族性、現代の生活環境に合わせたものになっています。

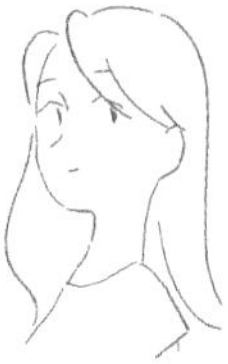

ヴァータ体質……細身、明るくて活発で好奇心旺盛

□スリムで小柄、または背が高い
□スッキリとした涼しい顔立ち
□皮膚は冷たく乾燥気味
□傷の治りは早い
□率先して動く
□順応性が高く物事の理解が早い
□スタミナはあまりない
□自由を好む
□頭痛、肩こり、腰痛、関節痛がある
□不安、緊張、恐怖心が強い傾向

ヴァータタイプは、「動かす力」が優位です。

もともと動き回ることが大好きなので、スケジュールをいっぱいにしがち。調子に乗って出かけすぎたり、大勢の人に会ったりしすぎると、肉体も神経も疲れて、とたんに体調を崩してしまいます。

〈ヴァータを整えるには……〉

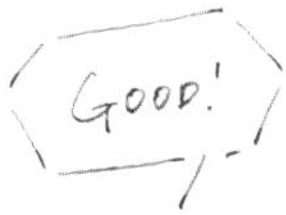

早寝早起きをする

ヴァータを整えるには、規則正しい生活リズムがいちばん。早寝早起き

はそのベースになります。22時にはベッドに入り、6時起床を心がけて。49～51ページを参考にできるだけ規則的な生活をすることです。

BETTER!!

体を冷やさない

冷えはヴァータの乱れの天敵です。夏場でも冷たい飲みものは避け、常温のものを飲んだり、靴下を必ず履くようにしましょう。

BEST!!!

耳のオイルケアをする

耳は自律神経に関係している器官。耳をケアすると疲れた神経系が鎮まり、ヴァータの乱れも整います。熱処理した白ごま油を指につけ、耳穴に1、2滴垂らし、1時間以上経ったら綿棒で拭きとります。また、同じオイルで耳全体を優しくマッサージします。

【生搾りごま油のオイル　熱処理の仕方】鍋に7、8分目まで油を入れ、80～90度になったら火を止め、余熱で１００～１２０度に保ちます。冷めたら、密閉容器に移します。冷暗所で半年保存可能。

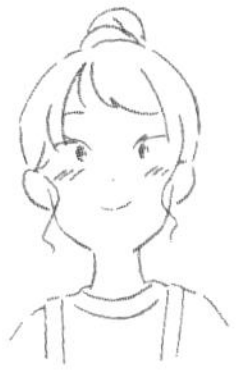

ピッタ体質……中肉中背、エネルギッシュで頭脳明晰

□均整のとれたプロポーション
□体が柔らかい
□快食、快眠、快便
□汗かき
□目のトラブルが出やすい
□目力がある
□皮膚に輝きがある
□知的で正義感が強い
□イライラしやすい
□人に対して批判的になりがち

ピッタタイプは、「物の形を変える力」が優位です。
真面目でがんばり屋さん。そのためどんなことでも計画的に進めて成果をあげることができますが、行きすぎると自分にも人にも厳しくなるので注意が必要です。

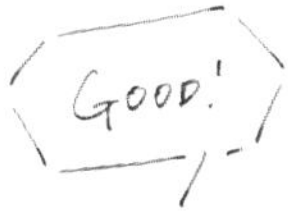

〈ピッタを整えるには……〉

体を熱くしすぎない

イライラするな、と思ったらピッタが乱れているサイン。そういうとき

は、体を熱くしすぎないようにして。熱いお風呂や厚着、お日様の当たりすぎに注意です。緑茶やペパーミントティーで静熱しましょう。

BETTER!!

無理をしない

人と競ったり、物事を急いで片付けようとしたり、たくさん処理しようとするとピッタが余計に乱れます。ヒートアップしすぎないように、こまめに休憩をはさみましょう。豊かな自然に触れたり、山の緑やきれいな花を眺めてリラックスを。

BEST!!!

目のストレッチ体操をする

ピッタが乱れると目の疲れや充血が起こりやすくなります。休み時間などに目の体操をして筋肉をゆるめましょう。

① 眼球を上下左右に動かして目のストレッチ。

② ①の後、両手を目に当てて1分程度キープします。

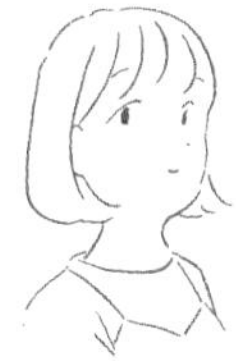

カパ体質…ぽっちゃり、落ち着きのある癒し系

- □太りやすく、やせにくい
- □皮膚は厚く白く、オイリー
- □豊かでつやのある髪質
- □黒目が大きく優しいまなざし
- □持久力がある
- □よく眠る
- □ゆっくりと確実に物事にとり組む
- □忍耐力がある
- □鼻炎などアレルギーを起こしやすい
- □物事へのこだわりが強い傾向

カパタイプは、「結合させる力」が優位です。

忍耐強く寛大で、おだやかな生き方や考え方を好み、他者にも献身的に対応できます。怠惰になってカパが乱れると、食っちゃ寝生活になり、心も体も鬱々としがち。「動けば動くほどいい！」と心得ておくことです。

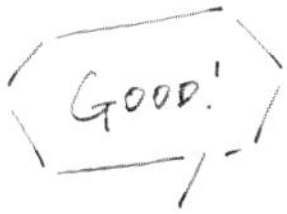

〈カパを整えるには……〉

午前中に体を動かす

カパはとにかく動かないと循環が悪くなり乱れます。午前中から適度な

運動（78ページ）をするなど動くようにすると、一日にはずみがつきます。

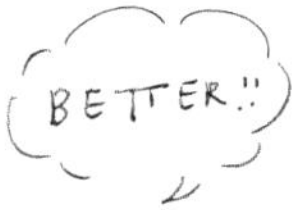

ものをためこまないようにする

部屋にものがあふれていると、それだけでカパが乱れ、心も重たくなります。不用品は定期的に大掃除して身の回りをすっきりさせて。

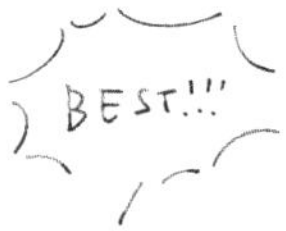

ガルシャナマッサージをする

シルクの手袋で手足の末端から体の中心に向かって、サッサッと素早くこすって刺激を与える「ガルシャナマッサージ」をしましょう。新陳代謝を上げて毛細血管を強くし、冷えを改善してくれます。

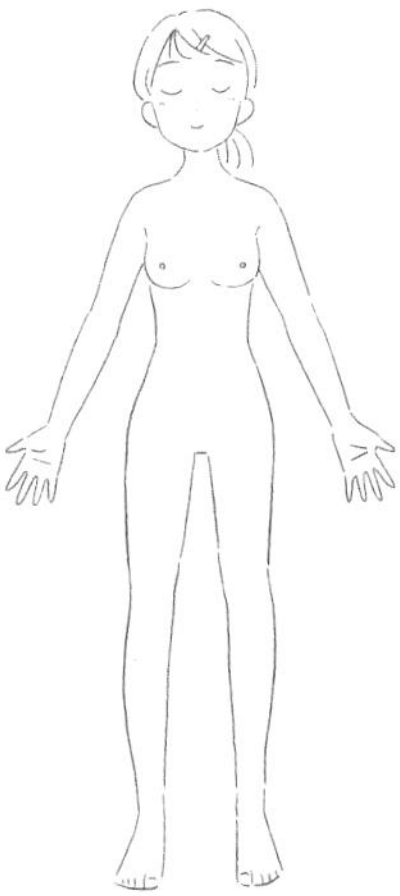

肌も強くピカピカになり、シェイプアップにも効果的。日本の女性はどのタイプにもおすすめですが、カパ体質で太ってむくみがちな人にはとくにおすすめ。忙しいときは、手足だけでもOKです。

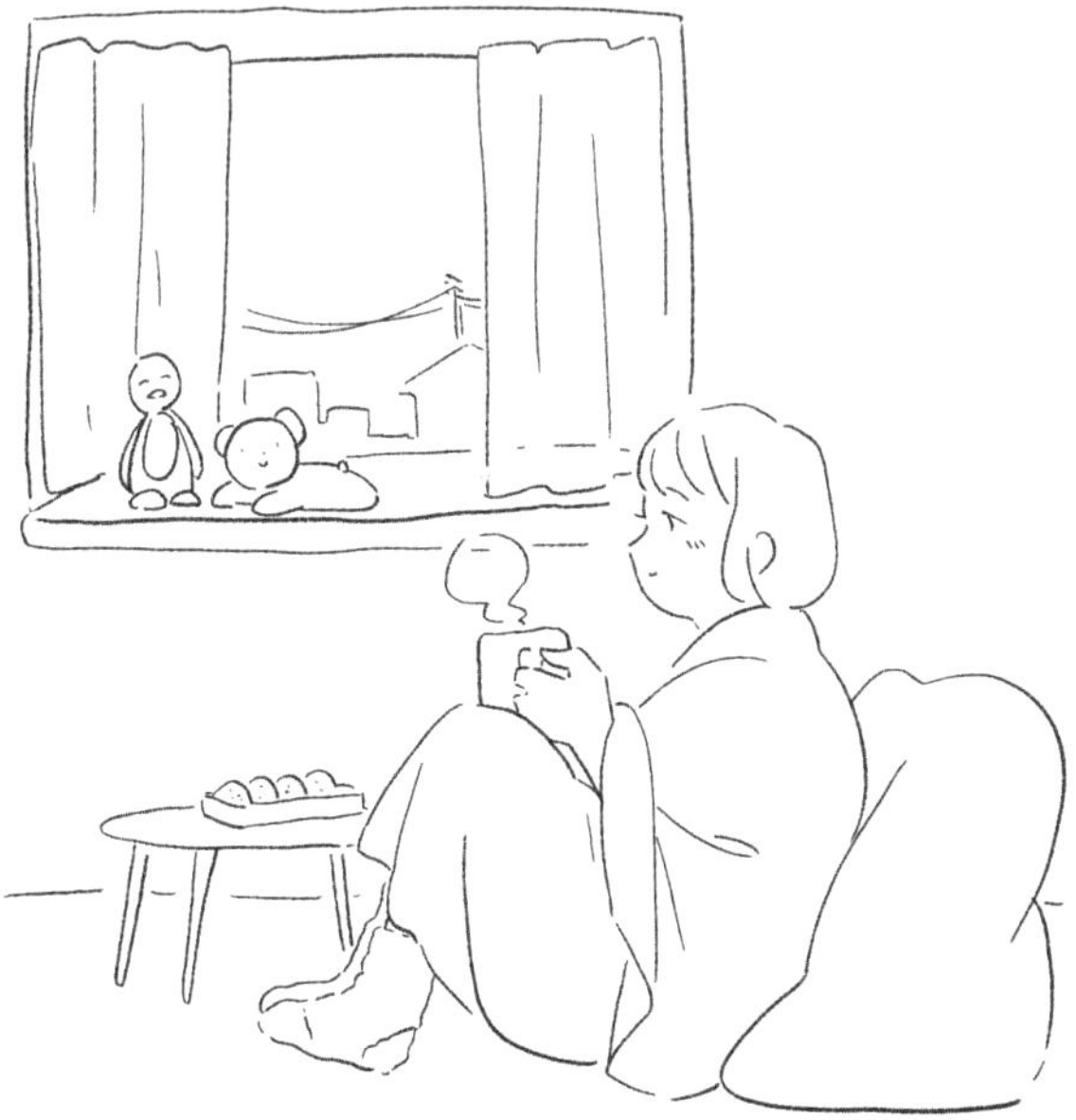

生理のときは過ごし方を変える

生理のときは、静かにおだやかに過ごして、体や心にストレスを受けないようにしましょう。とくに最初の3日間はがんばりすぎないで、自分をお姫様扱いして過ごしましょう。激しい運動や遅くまでの勉強もしません。今月の生理がうまくいけば、来月の生理もうまくいきます。

生理というのは、女性にとって一か月に一度の大事なデトックスタイムです。その時間をどう過ごすかによって、体調も大きく変わります。

生理のメカニズムとしては、不要になった子宮内膜がぺろんとはがれて外に出てくるわけですね。ふつうに考えてみても、体の一部がはがれ落ちるってものすごいエネルギーがいることだと思いませんか？

たとえば、転んでひざをすりむいてしまいました。血や体液が出て、かさぶたができて……と、もとに戻るまでそれなりに時間がかかりますよね。それを毎月子宮の中で女性はやっているのです。

生理のときは、子宮内膜をスムーズにはがして外に出したいわけですから、そこにエネルギーを集中させるようにしましょう。そのためには、運動したり、遊びまわったり、遅くまで勉強したり、スマホやパソコンで目を使いすぎたり、活発に活動してエネルギーを分散させるのはＮＧ。また、カリカリして頭に血が上ったりすると、そっちにエネルギーが使われて子宮にエネルギーが回ってきません。生理のときは、無理に運動や部活に精を出さないこと。静かに、おだやかに過ごすようにしましょう。

子宮内膜をはがして外に出すためには、体は大量の血液を子宮に回さなくちゃいけません。だから、血液をどろどろにしてめぐりを悪くするような食事やドリンクは控えましょう。冷たいもの、油っこいもの、甘いもの、乳製品、ピリ辛なもの、カフェインなどの刺激物などを食べたりすると、はがれが悪くなります。スムーズにはがれないと、体はプロスタグランジンというホルモンを過剰に出して子宮を収縮させて排出しようとするんです。それで、お腹が痛くなってしまうのですね。

痛み止めは、本当にお腹が痛いときは助かるアイテムですが、体が痛みを発するのには、必ず原因があります。痛み止めは、それを一時的に抑えてはくれますが、その原因を根本から解消してくれるわけではないんですね。薬は飲むのがふつうではありません。痛くないのがふつうなんですよ。痛みの根本的な原因をとり除いていきましょうね。

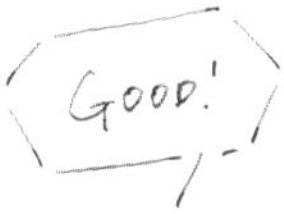

目を使いすぎない

目は毛細血管が多く、目をたくさん使うとそっちにぐわっと血液が集まります。そうすると、子宮に行くべき血流が足りなくなってしまいます。根を詰めるような細かい作業や読書、スマホやゲームに熱中しすぎないようにしましょう。

BETTER!!

少食にする

生理中に食べすぎてしまうと、やはり消化にエネルギーを多く使われて子宮が後回しにされてしまいます。生理中は経血とともに一か月分の毒を排出しようとしています。消化がよく、体に優しいスープや雑炊、おかゆなどで体に負担をかけないようにしましょう。甘いものが食べたくなったり食欲が増したら、おやつを工夫して（154ページも参考に）。

BEST!!!

ふだんから腰まわりを温める

腰やお腹を露出するようなファッションは、子宮まわりをダイレクトに冷やします。ふだんからそのようなかっこうばかりしていると、体が冷えすぎて循環の悪い体になり生理が重くなりがちです。せめて生理中はそういうファッションは控えましょう。お腹まわりを冷やさないようにし、靴下を履く、お風呂にちゃんとつかる、冷たいものは飲まないなど冷えをエスカレートさせない工夫をしましょう。

① フランス

性教育がしっかりしている国

フランスでは、１９８０年代後半にエイズ患者が急増した結果、１９９５年から性教育が中学生の義務教育に組み込まれたそうです。

フランスには、そもそも保健や健康教育のような教科はなく、「サイエンス」という生物の教科の中で「人間の性」を扱っています。性は科学の領域なのですね。

中学の教科書では、基本的な生命誕生のしくみを細かく教えたあとに避妊の説明があり、学校でコンドームの着用を教えるようになりました。

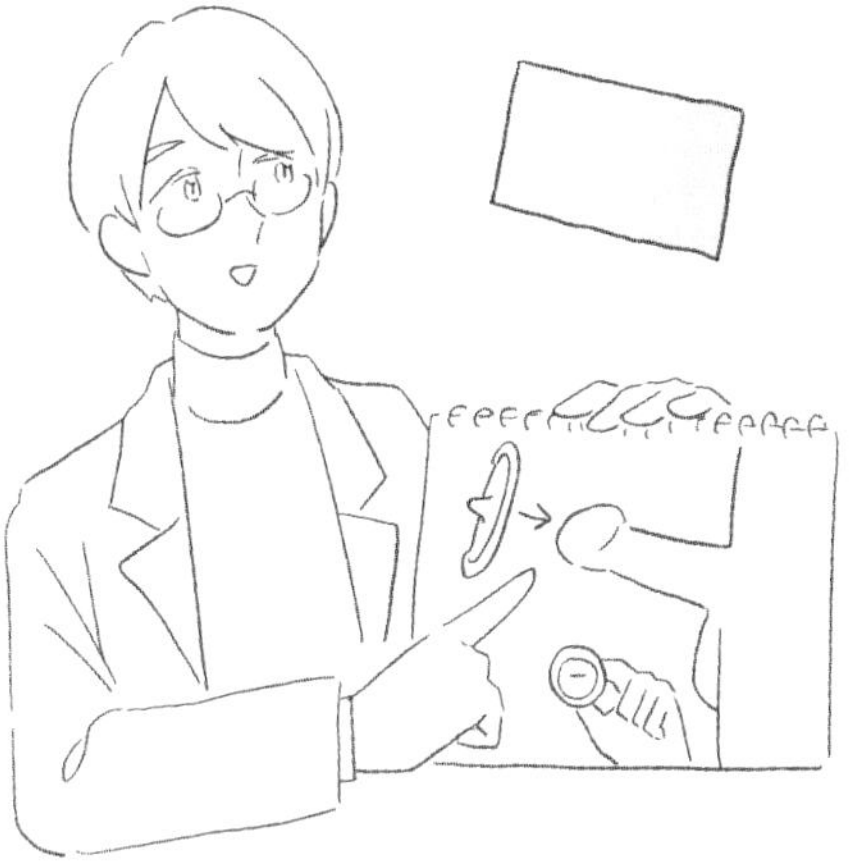

日本では、中学生向けの教科書でも「セックス」や「性交」という言葉を使わず、「性的接触」と遠回しに表現するよう

な、わかりにくい内容が示されています。どうやら「中学生はセックスしないもの」という前提があるようです。でも現実は、セックスの低年齢化や中絶が増えていて問題になっています。

また、日本では性教育は「性交」や妊娠するしくみを扱うだけというイメージがありますが、フランスをはじめとした諸外国は、もっと包括的です。

性病予防、性暴力対策、胎児の性が決まる際の染色体の役割などジェンダーに通じる生理学的な事実、カップル間の関係の築き方、ポルノグラフィーやマスターベーションなど多岐にわたっています。

きっと、フランスの子どもたちには、「赤ちゃんはコウノトリが運んでくる」というようなごまかしは通用しないし、必要ないでしょう。

性的なことを話すことに羞恥心を抱くことなく、親に対しても恋人に対してもオープンに話し合える環境にあるというのは、あらゆる場面で「手遅れになる」ということを防げます。それは、自分だけでなく相手を守ることにもつながっていると思います。

家庭では、女の子は思春期から「マイ婦人科」を持ち、日頃から膣まわりのケアなど、女性ホルモンを整えるセルフケアを行うことが母から娘へと代々伝えられているそうです。

誰にも
言えない悩みが
できたら

「みんなと違う気がする」「私っておかしいの？」というような悩みを
抱えていませんか？　体のこと、恋愛、友人関係など、
さまざまなことでひとり悩んでいる人もいるかもしれません。
解決策は必ずあります。大丈夫です！

CHAPTER

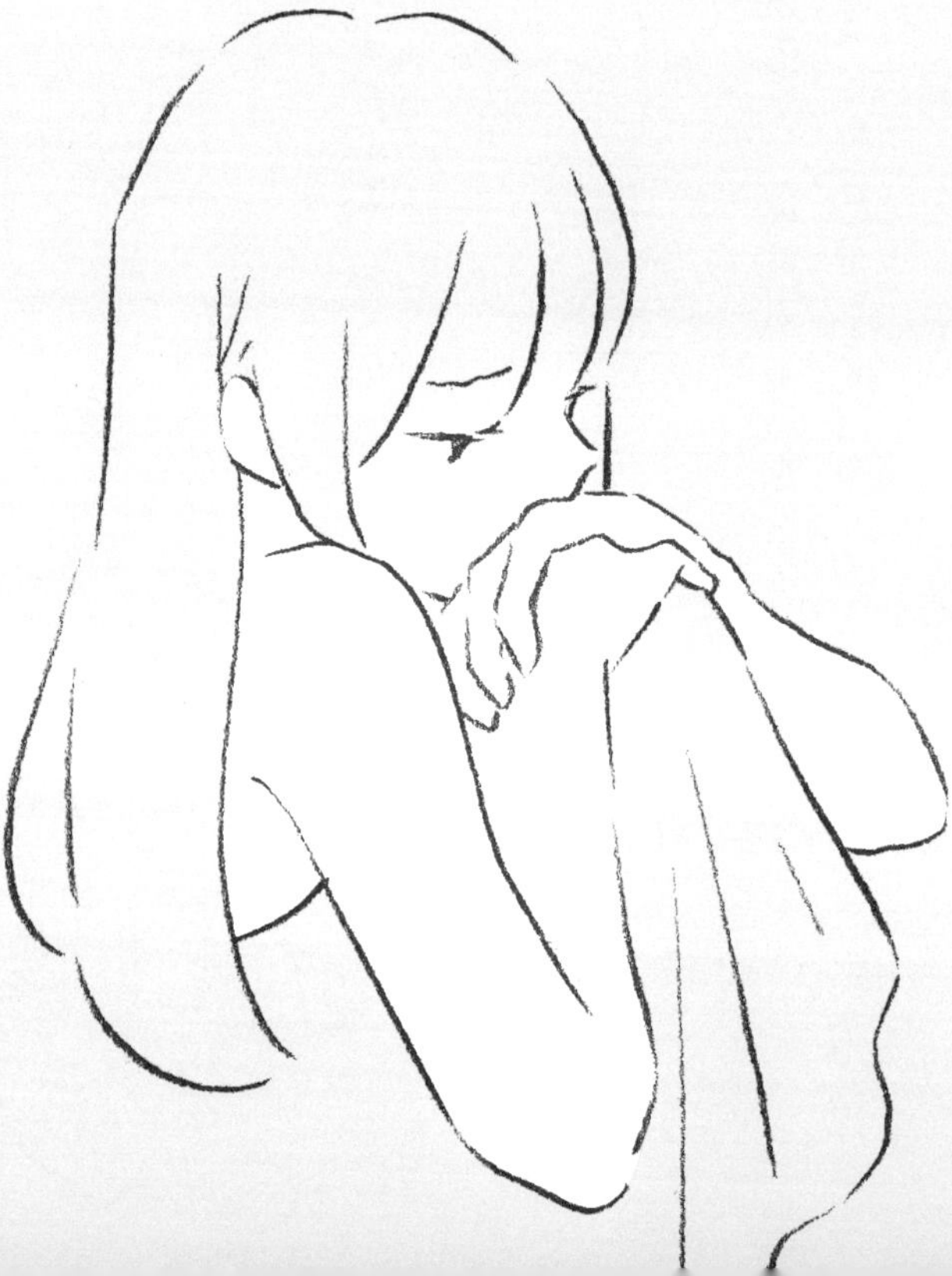

相談 1

生理がまだ始まりません

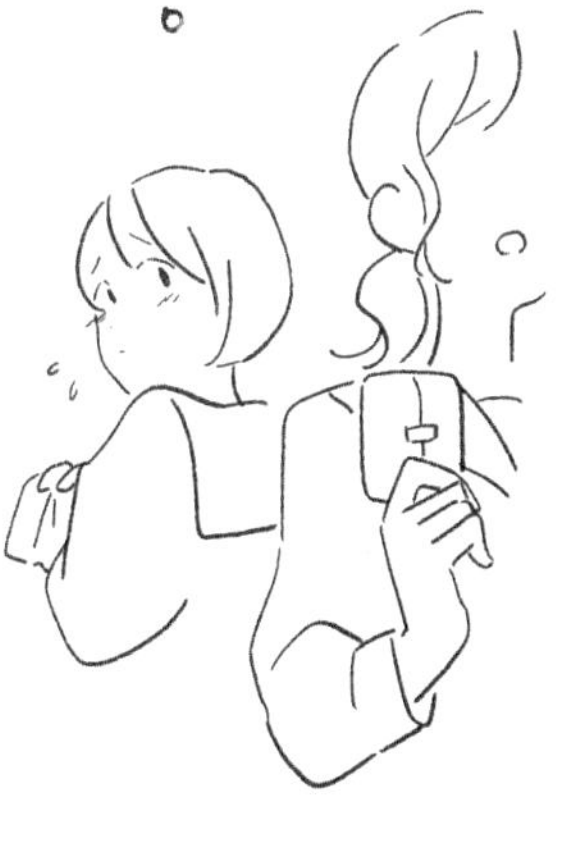

初潮を迎える時期は、とても個人差があるものです。今の女の子は大体、10歳から中学生の間が多いですが、高校生になってからの子ももちろんいます。

遅くなりがちな原因は、体に脂肪が足りていないせいだったりすることが多いのですが、むちゃなダイエットをしたり、運動をがんばりすぎていませんか？

体にとっていつも優先されるお仕事は、生命を維持していくことです。心臓を動かしたり、体の熱を保ったりという基本的な生命維持活動ですね。生理など生殖に関することは、その次です。

だから、ダイエットや運動でエネルギーが足りない状態が続くと、体は生理を起こすエネルギーの余裕がないな、と判断して生理を起こさない、となります。

私も中学生時代ガリガリで、なかなか生理がきませんでした。高校生になって祖母から「ちょっと運動のやりすぎじゃない」と言われて運動を少し控えたら、ちょっと太りだしたんです。そうしたらすぐきました。

ポイントは、腰まわりに脂肪がつくことです。少女の腰まわりと思春期の女の子の腰まわりは違います。思春期はじょじょに女性らしい体つきに変化していくわけですが、出るところは出ている女性らしいボディラインをつくるのは、くびれたウエストと豊かな腰まわりやヒップとの差ですから、やっぱりある程度腰まわりに脂肪がつくことは欠かせないんです。

もしダイエットや過度な運動をしているようだったらちょっと控えてみるといいかもしれません。そして、3食きちんと食べて、ちゃんと早寝早起きをするといった生活のリズムを整えてみましょう。

相談

2

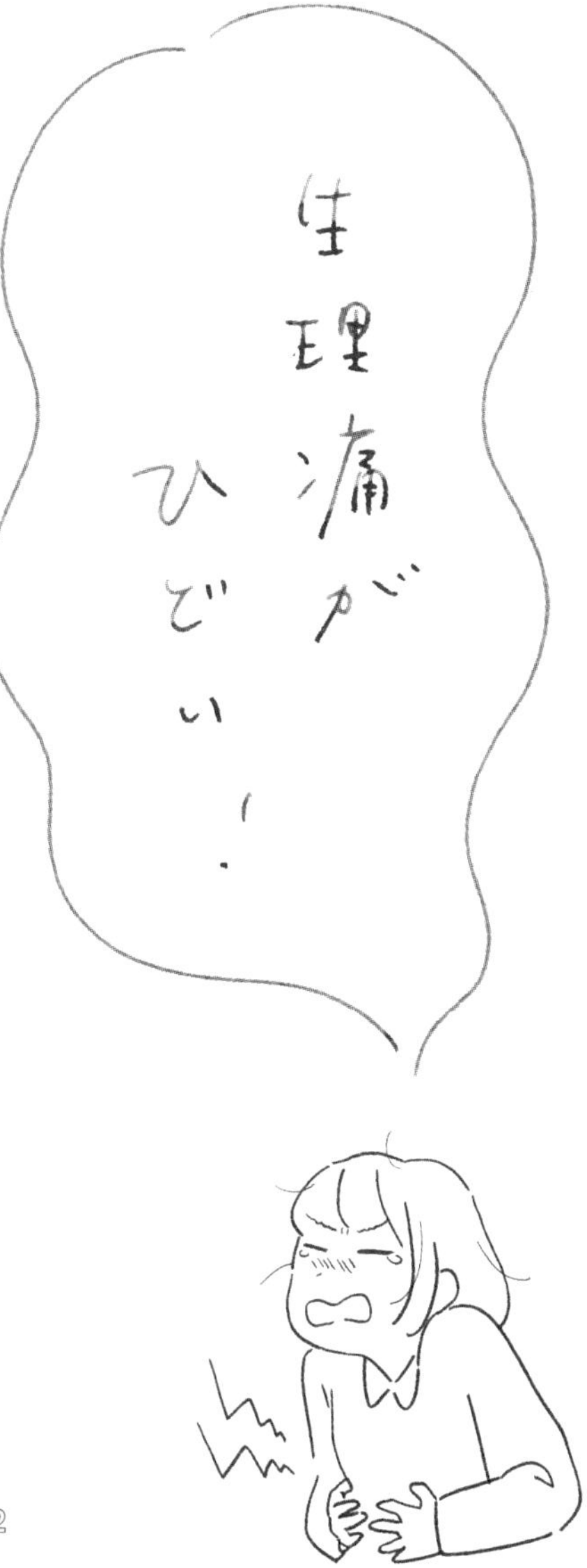

初潮から数年の間は、女性ホルモンのバランスが安定しないので、痛みが出ることも多いものです。私は、ＣＭなどの影響で、とくに若い方が鎮痛剤を安易に飲んでいることを心配しています。みんな本来は自分で自分を整える力を持っているはずなのに、乱れの原因にふたをして薬で痛みをおさえ、なかったことにしてしまう。それでは、いつまでたっても本当に健康な体にはなれません。

まずは、CHAPTER2でお伝えした、自分の生理の状態を知るために基礎体温を測ったり、毎日ちゃんとお風呂に入るといった生活習慣や食事などで、質のよい血液が体を循環し、温かい体を保つようにして経過をみてほしいと思います。

そして、生理開始から3日間は自分と向き合う日と決めて心おだやかに過ごしてみてください（動きすぎない・食べすぎない・目を使いすぎない）。

生理のときは、冷えるとお腹が痛くなりやすいでしょう？　そんなときは、お腹まわりを腹巻きなどで温めて、子宮に「冷やしてごめんね。今、温かいもの飲むから」というふうに話しかけてみても。体の臓器、とくに子宮や卵巣は脳の働きとつながっているから、反応してくれます。また、日頃から子宮や卵巣を意識してお腹や腰をさすって、「今たくさん血を集めて、排卵しやすくするね」と言ってあげたりね。

「痛くなんないでよっ！」「生理なんてなくなればいいのに！」なんて暴言吐いたら、子宮も卵巣も傷つきますから。自分が人から言われてショックを受けるような言葉は、自分の大切な体にもかけてはいけません。そうやって自分の体に向き合う積み重ねが、将来赤ちゃんができたとき、その命と向き合う下地にもなります。

本来、女性の体は女性ホルモンのおかげで痛みに強いものなんです。あんなに狭い膣から3キロの赤ちゃんが出てくるんですよ。それは女性ホルモンのなせる業。男の人はお産の痛みに到底耐えられません。

だから、女性ホルモンや子宮、卵巣、おっぱいという女性ならではの機能を攻略しておけば、人生で少々のことがあっても強く生きていけるんです。

相談

3

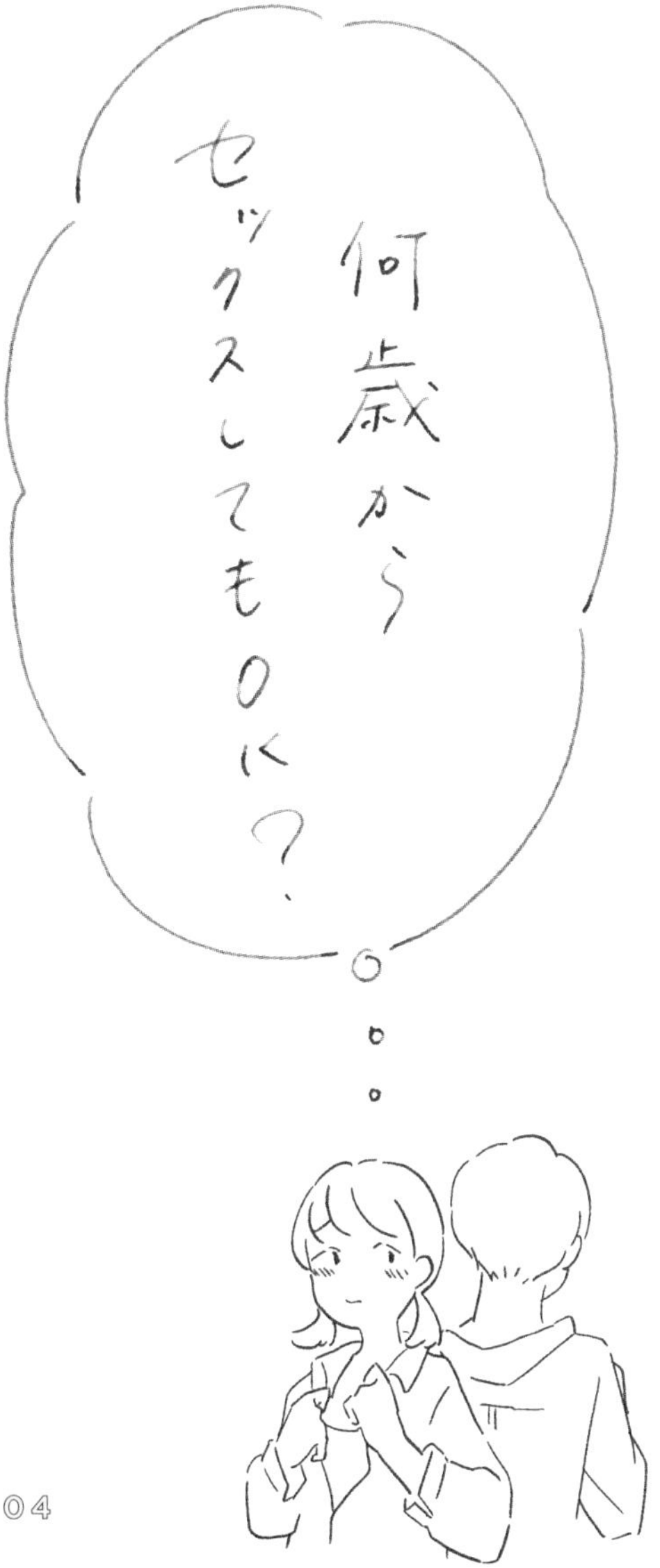

女の子も男の子も思春期に体が成熟してくれば、性欲も出てきます。それは自然の本能。女の子が排卵するのも、男の子が射精したいと思うのも、本来自然の本能として子孫を残したいからです。とはいえ、自然の本能に従ってどんどんセックスしていいか。よく考えてみましょうね。思春期は、心と体のバランスが不安定で感情がつっぱしってしまうこともあります。そういう点からも、セックスは心も体もできあがって、女の子は生理周期が安定してからのほうがいいので、私は高校を卒業するまでや、自活できるようになるまで待ったほうがいいかなと考えています。

何より、セックスしたら新しい命が芽生える可能性があるということ。今あなたと彼は赤ちゃんを育てられますか？　もし育てられないと判断したら、中絶手術をしてその命をお空に返すことになります。その重大さを認識しましょう。日本では母体保護法という法律で妊娠22週未満まで中絶が認められています。ただ、中絶手術は、心も体も女の子を深く傷つけます。できれば経験してほしくありません。

私は中絶手術に立ち会ったことがありますが、妊娠初期の手術でも、医師が子宮内にかんしという赤ちゃんをつかむ器具を入れると、赤ちゃんはピョンピョン反応したように逃げるんですよ。殺されるってちゃんとわかるかのように。それに、医師は子宮内にとりこぼしがないように子宮壁をきれいにする器具も使うので、子宮の壁に傷がついてしまうこともあります。それが将来不妊などの原因になることもあるんです。

妊娠24週以後は、子宮収縮剤で人工的に陣痛を起こし流産させる方法をとります。24週以後は、役所に死産届を提出する必要もあります。

残念ながら、思春期の妊娠は男の子にとっては他人事。自分の体が傷つくことはないから、当事者の気持ちになんてなれないんです。しっかりした避妊の知識をもっておくことも大切ですが、セックスすることで妊娠に少しでも不安を感じるなら、応じないこと。女子が「ＮＯ」をはっきりと言わないと、男子は「ＹＥＳ」と捉えてしまうのよ。「彼に任せておけば大丈夫」なんて絶対ありません！

相談 4

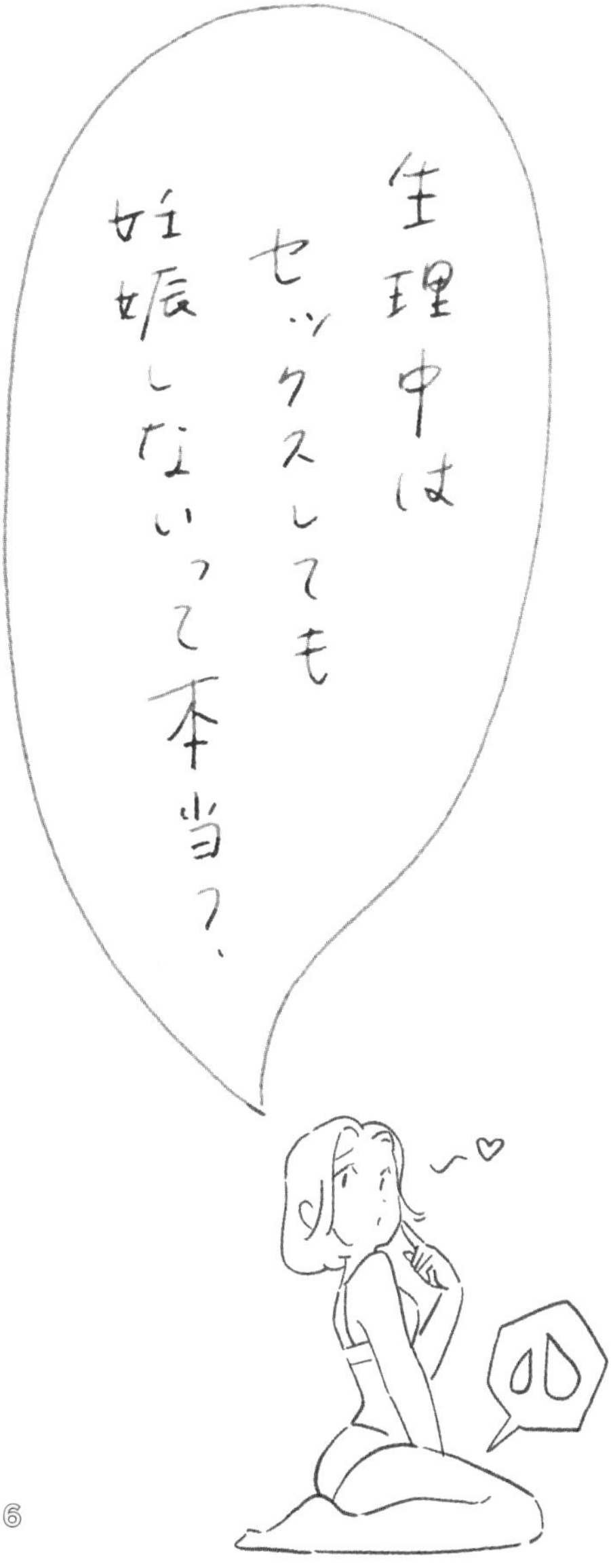

「いつ妊娠しやすいか」というのは都市伝説のようなものがたくさんありますが、そういうものは一切信じないほうがいいです。

いちばん妊娠しやすい期間は、排卵日を挟んで前後1週間くらいです。ただ、これは生理周期が安定している人の場合です。生理周期が安定していないと、いつ排卵しているかもわかりにくいので、いつでも妊娠すると思っていたほうがいいですよ。

男性の精子は、女性の膣の中で最長3日くらいしか生きられないと言われてきましたが、最近は男性の栄養状態がよくなったせいか1週間以上生きているケースもあるという報告もあります。やはり、「いつだから安心」はないのです。

それに生理中は、女の子の体は過敏になっています。膣が傷ついたりして炎症を起こしたり性感染症などの病気になってしまう可能性も高いので、生理中のセックスはしてはいけません。

性感染症は、クラミジアやエイズ、性器ヘルペスなどがありますが、とても女性を苦しめます。子宮内膜や卵巣まで炎症を起こすことがあり、それが将来流産や不妊の原因にもなります。無事に妊娠できても母子感染症を起こす危険もあるんです。

セックスにコンドームが必須なのは、避妊だけでなく、性感染症から身を守るためでもあるんです。

また、「なんとなくセックスをしてしまった」「無理やりされた」など、瀬戸際に立たされたときは、緊急避妊ピル、通称モーニングアフターピルというものがあることはお伝えしましたね。避妊に失敗したときから72時間以内に飲めば、約90％の確率で妊娠を防ぐことができますが、中用量のホルモン剤を飲むため、吐き気や頭痛などを感じる人もいます。誰もこういうものを進んで使いたくなんかありませんよね。だったら、日頃から男性とのお付き合いの仕方や、セックスについて自分の意見をちゃんというようにして、危ないことはしない、それにつきるんです。

相談

5

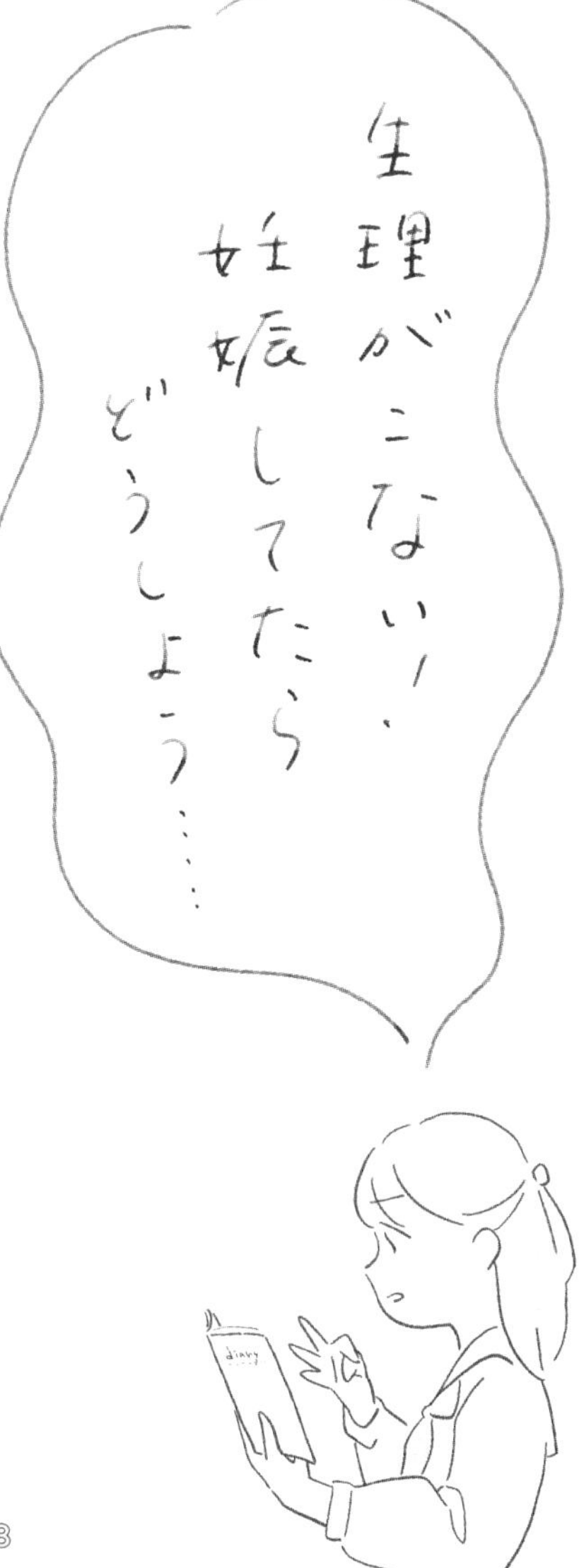

若い学生の時期にセックスはなるべく避けてほしいのですが、セックスの覚えがあって、生理がこないと不安で苦しむのはきまって女の子です。
たとえコンドームをつけたとしても、やぶれてしまったり、もれてしまうなど100％安全な避妊法とは言いきれません。「じゃあ、低用量ピルを飲もうかな」と思う人もいるでしょう。低用量ピルは疑似的に妊娠している状態をつくり排卵を起こさないホルモン剤。避妊や生理周期を整えるために処方されています。
ただ、ピルは女性にとって負担が大きいと私は思います。病院に行くのも、毎日飲み忘れがないように神経を使うのも女性。低用量だとしても人工的なホルモン剤ですから将来、健康にどのような影響があるか未知な部分もあります。生理不順があるなら整えて妊娠しにくい期間を把握し、コンドームは正しく装着するなど、体になるべく負担にならない方法で、２人で避妊すべきです。

日本の男性の中には、コンドームをつけないほうが快感が強いとか、いわゆる「生ですること」を崇拝する悪しき傾向があるようです。とんでもないですよ。あなたのことを本気で愛している人は、コンドームを進んでつけてくれるはずです。「愛してるからつけなくてもいい」とかいう男がいたら、そんな人は付き合う価値もありません。

まず、ふだんから基礎体温をちゃんとつけること。基礎体温が2相に分かれている人なら、高温期が長く続く場合は妊娠の可能性があるわけですから、ジタバタすることもないんです。きれいに2相に分かれていない場合、生理があっても排卵が起こっていない「無排卵月経」の可能性があります。生理後も高温期が長く続く場合は「子宮内膜症」の可能性が、高温期が短い場合は「黄体機能不全」の可能性があります。「生理がこないな〜」と思ってそのまま数か月過ごして「そのほうが楽ちん」と放置しておくと、将来妊娠しにくい体になってしまう可能性があります。気づかぬうちに性感染症にかかっている可能性も見過ごせません。こうなると生活全般を見直すことは必須です。専門医に一度相談しましょう。

相談

6

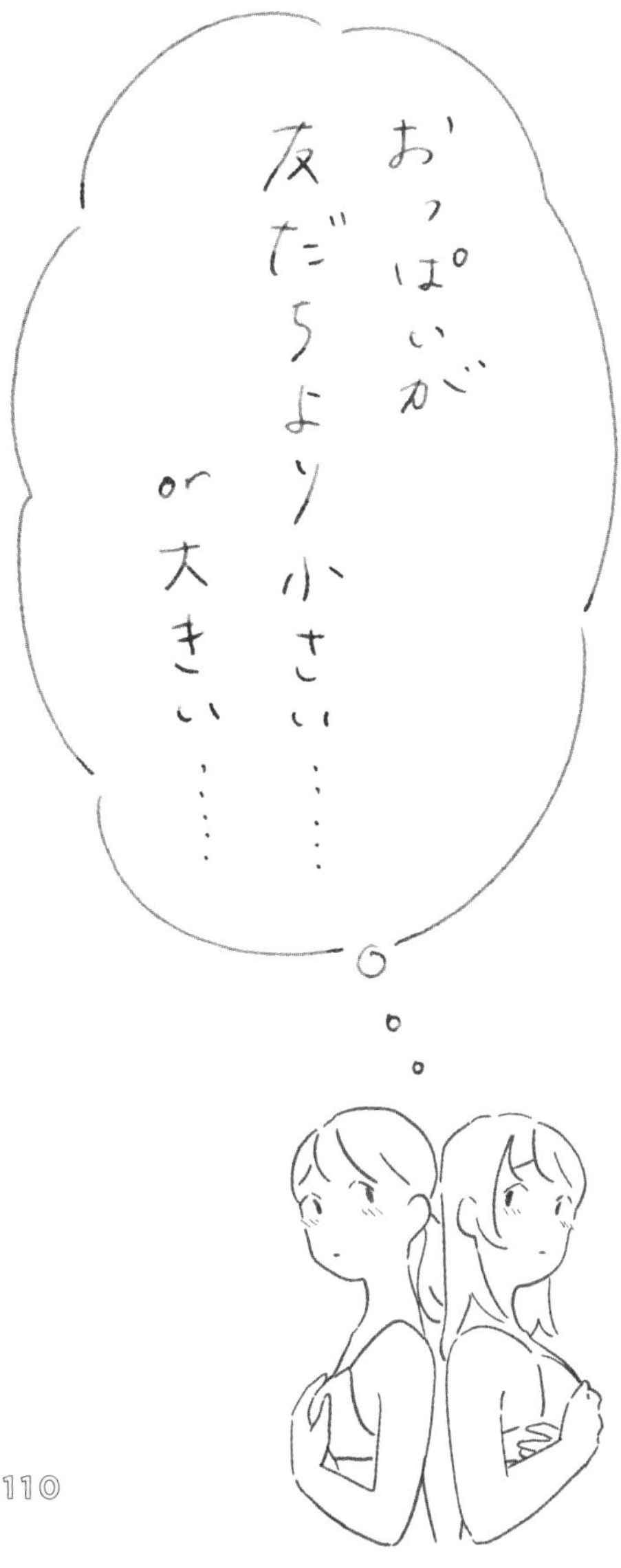

50歳をすぎても小さい胸をなんとかしたい、とおっぱい体操の教室に通ってくる女性もいるくらい、いくつになってもおっぱいの大きさに悩む女性は後を絶ちません。「胸が小さいのは遺伝である」とも言われたりしますが、一概にそうとも言い切れません。おっぱいが小さなお母さんから豊かなおっぱいの女の子が生まれることもありますし、その逆もある。お姉さんは豊満で、妹は小さいということもありますよね。

おっぱいは、思春期に乳腺の発達に合わせて、乳腺を守るために周りに脂肪がつくことで大きくなってきます。胸が小さい原因ですが、食事が不規則であったり、栄養が偏っていたりしてやせ過ぎていると、乳房に十分な栄養がいかなくなり、乳腺を守る脂肪が少なくなることがあります。

また、おっぱいの発育期に過酷すぎる受験勉強をしたり、インスタント食品を多く食べたり、運動をほとんどしないような不摂生な生活を送ると、女性ホルモンの分泌が阻害され、おっぱいの成長が置き去りにされてしまいます。ブラを選ぶときも、締め付けがきつくない、成長を妨げないブラを選びましょう。

反対に、体のわりにおっぱいが大きすぎることに悩む女性も増えています。乳製品や肉類などの動物性食品、油ものをとりすぎると、卵巣から出る女性ホルモン以外に動物性のエストロゲンやホルモン攪乱物質などの影響を受けて、アンバランスに大きくなることがあります。セックスアピールがあるのでおっぱいばかりに目が行っちゃうような豊満な体型を好む人もいますが、あまりに大きすぎると体に負担がかかってしまいます。長い目でみると、乳がんの発生率はバストが豊かな人のほうが多かったりもします。

おっぱいは小さすぎも大きすぎも、女性ホルモンのバランスや循環が整っていない証拠なんです。健康的な生活や食事に気をつけながら、おっぱい体操をしてみてください。ホルモン分泌をきちんとケアすれば、あなたの体にあったちょうどいいサイズ感の、ふわふわおっぱいになっていきますよ。

相談
7

おっぱい体操は何歳から始めるべき？

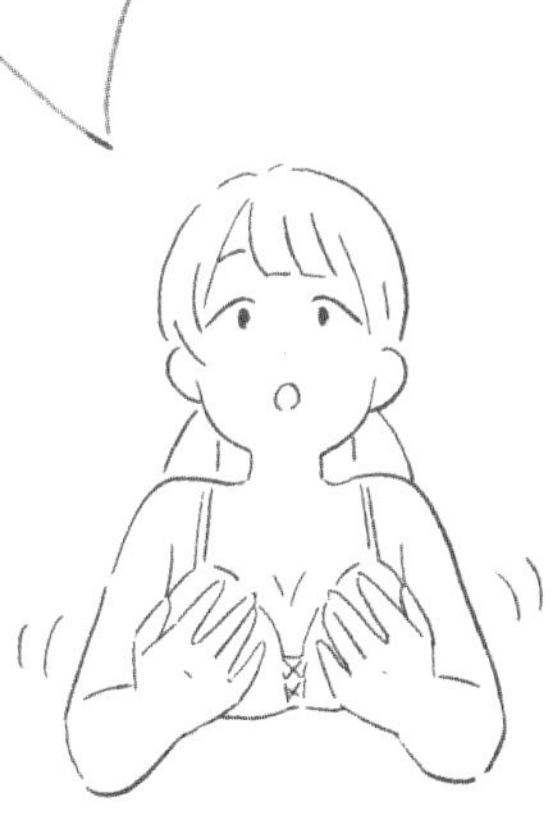

思春期、ブラを付け始めたらおっぱい体操をぜひしてください！

おっぱいは女性の象徴ですが、女性が健康でいるためにも欠かせない部分です。

おっぱいは、母乳を分泌する乳腺組織と、その周りの血液やリンパ組織、そしてそれを囲む脂肪組織などからできています。おっぱいに脂肪がなぜ必要かというと、将来赤ちゃんに母乳を与える乳腺を守るためです。だから、思春期の乳腺が発達するときに、脂肪もちゃんと付くことが肝心なんです。でも、女性ホルモンのバランスがよくないとちゃんとそれらが発達してこないんです。だから、おっぱい体操をして循環をよくしてほしいんです。

思春期はおっぱいの左右差が気になる人も多い時期です。それもホルモンバランスが安定していないせいもありますが、テニスなど片方の腕をたくさん使うスポーツをしている人にもよく見られます。おっぱい体操をちゃんとして循環を整えていくと、左右差もなくなってきますよ。

また、冷えには、十分気をつけてください。冷えが強いと血流が悪くなるのでおっぱいは成長しにくくなります。

おっぱい体操をすると、血流がよくなり、おっぱいそのものが温かくなるのを感じるでしょう。血流がよくなると、たまった老廃物も流れやすくなります。

ふだんの生活でも体を冷やさないように、冷房に当たりすぎない、ちゃんと湯船につかる、体を適度に動かすようにしてみましょう。

食事は、冷たいものを飲んだり食べたりしすぎない、乳製品や肉類ばかり食べず、野菜や海藻類、豆類を中心に消化しやすい食事をバランスよく食べるようにします。そうすると、質のいい脂肪ができて、おっぱい体操との相乗効果でハリのある理想的なバストを手に入れることができます。

相談

8

おっぱいやデリケートゾーンの黒ずみが気になる……

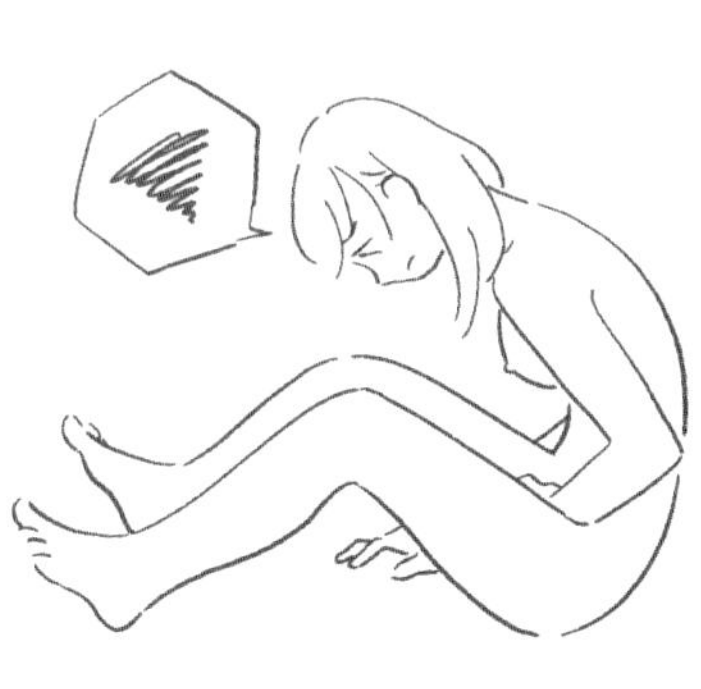

「知らない間にデリケートゾーンが黒ずんでいる……。こんなの自分だけなのでは?」と悩んでいる人、多いですよね。デリケートゾーンの黒ずみには個人差があって、もともとの肌の色や体質にも左右されます。

女性は思春期になると女性ホルモンが多く分泌されるようになりますが、このホルモンバランスが乱れると、デリケートゾーンが黒ずむことがあります。

女性ホルモンは月経の周期に合わせて分泌量が変動することは、もうわかっていますよね。不摂生などが原因で女性ホルモンのバランスが崩れると、分泌が過剰な時期にデリケートゾーンの黒ずみが目立ちやすくなってしまうことがあります。多くの場合は不摂生をやめることで黒ずみも改善されます。

また、肌は摩擦を受けると守るためにメラニン色素を生成します。サイズに合わないきつめの下着や化繊素材の下着をつけ続けていると、綿やシルクといった天然素材に比べて刺激が強いので肌は続々とメラニンをつくり、色素沈着を起こしやすいです。

下着と同じように、肌に合わない生理用ナプキンを使い続けることも色素沈着の原因になります。デリケートゾーンにかゆみを感じるナプキンは刺激が強すぎるので、使用を控えたほうがいいでしょう。

黒ずみが気になるからといって、お股をごしごしこすったり、洗浄力の強すぎる石鹸で洗ったりもＮＧ。洗いすぎで強い摩擦を感じた肌はメラニンを生成し、色素沈着を起こしてしまいます。デリケートゾーンはその名の通り非常に敏感な場所です。強い刺激を与えると炎症やかぶれを引き起こすこともあります。洗う際は無添加の専用ソープを使うなどして優しく洗い、強い刺激を与えることはやめましょう。

また、デリケートゾーンの毛を処理するために、無理にかみそりで剃ったり、ピンセットで毛を抜いたりすると、それが刺激になって黒ずみが起こることもあります。デリケートゾーンの毛を気にする人は多いと思いますが、毛をハサミでカットする程度にしたほうがよいでしょう。

相談
9

ムダ毛が濃い！

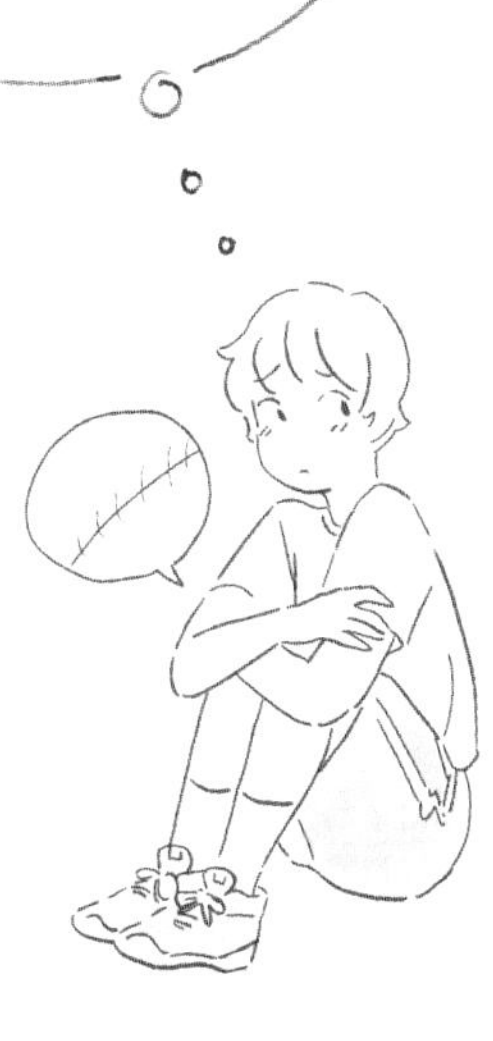

思春期になると、脇の下やお股に毛が生えてきて、「ムダなのになんで生えてくるの？」と思うかもしれません。腕や脚の毛もなくしてツルツルにしたい、って思っている女の子は多いと思います。

でもね、本来、体にとってムダな毛なんて1本もないんですよ。みんな必要だから生えてくるんです。なぜ脇やお股に毛が生えてくるかといえば、脇にはリンパ節や太い血管があり、お股は生殖器がある大事な場所だからです。髪の毛も頭（脳）を守るためにあるんです。背中や腕、指などに生える毛は、汗をかいたり水を浴びたときに、水分の通り道をつくると言われます。エステなどで脇を永久脱毛した人が脇汗が増えたと感じるのは、今まで脇毛が吸収していた汗が肌や衣服に染み出てきてしまうからです。

また、最近は、思春期であっても、勉強も部活もガムシャラにがんばって忙しくしている人が珍しくありませんね。実は、人と競争したり、自分を追い込むような活動の仕方をしていると、常に神経が興奮状態になって女の子も男性ホルモンのテストステロンが活性化してしまいます。さらに、忙しくて生活が不規則になったり、ストレスが溜まったりすると、女性ホルモンのバランスが乱れて分泌量が減ってしまいます。すると、男性ホルモンが活発に働きすぎて、すね毛が濃くなったり、太いひげが１本生えてきたりというような男性化の症状が起こるんです。

日中、人は活発に動き、交感神経が優位に働いて神経は覚醒しています。まずは、きちんとオンとオフを切り替えるようにしましょう。

一日の終わりには、お風呂につかったり、ぬいぐるみを抱っこしたりして心と体をゆるめてあげることが必要です。そして、毎日の食事や睡眠などを見直し、ストレスをため込まないようにして本来の女性ホルモンのバランスをとり戻せば、勉強やその他の活動をがんばっていても体や心が男性化しすぎることはありません。

相談 10

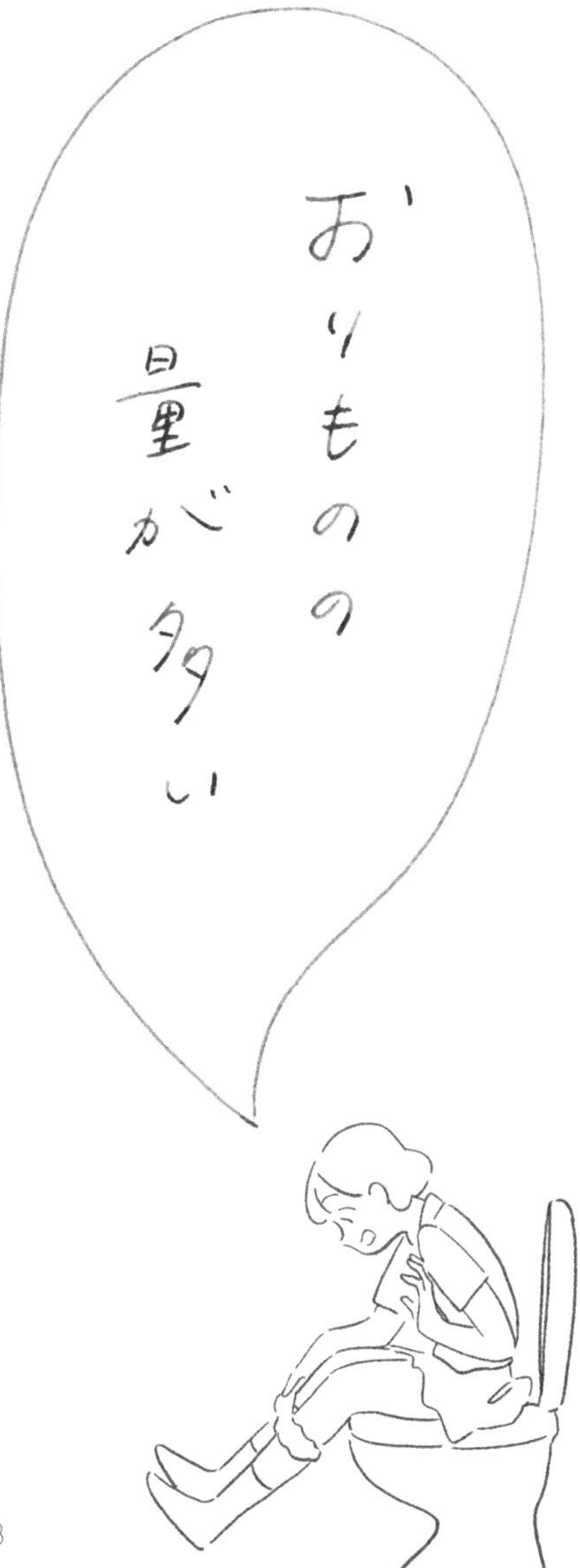

おりものは、女性ホルモンが働き始めると出てくるものです。おりものは膣の自浄作用を担ってくれているのでいつでも少しはあるのが正常です。

個人差があるものですが、一般的に、生理後2～3日はあまり出ませんが、排卵期に向けて半透明のおりものが少しずつ増えていきます。排卵前後がいちばん量が多くて、粘り気のある白っぽいちょっとすっぱい匂いがするおりものが出ます。排卵後はまた減っていきます。

量は、下着に付着する程度ですが、過労やストレスなどでホルモンのバランスが悪くなると、おりものの量が増えることもあります。

こうしたおりものの変化を知っておくことは、月経周期を把握するのにも役立ちますよ。

気をつけてほしいのは、おりものが豆腐の白いカスのようだったり黄色だったり外陰部のかゆみや痛みを伴う、匂いが生臭くなったような場合です。

おりものが豆腐の白いカスやヨーグルト状なのは、カンジダ膣炎という真菌の感染が疑われます。外陰部の痛みやかゆさも同時に見られるでしょう。

おりものがやや黄色味を帯びて、量がすごく増えたような場合、トリコモナス膣炎といって、トリコモナスという原虫によっておこる膣炎になっている可能性があります。主に、セックスによって移ります。

おりものを日頃からよく見て、気になるときは指でさわってみたり、匂いを嗅いでみたり、色や量や形状の変化をチェックするのは大事なことです。できたら、その日のおりものや体調、寝不足の日、ストレスがあったことなども手帳などにメモしておくと、生理との関係も見えてきます。

相談 11

ヤセたい！

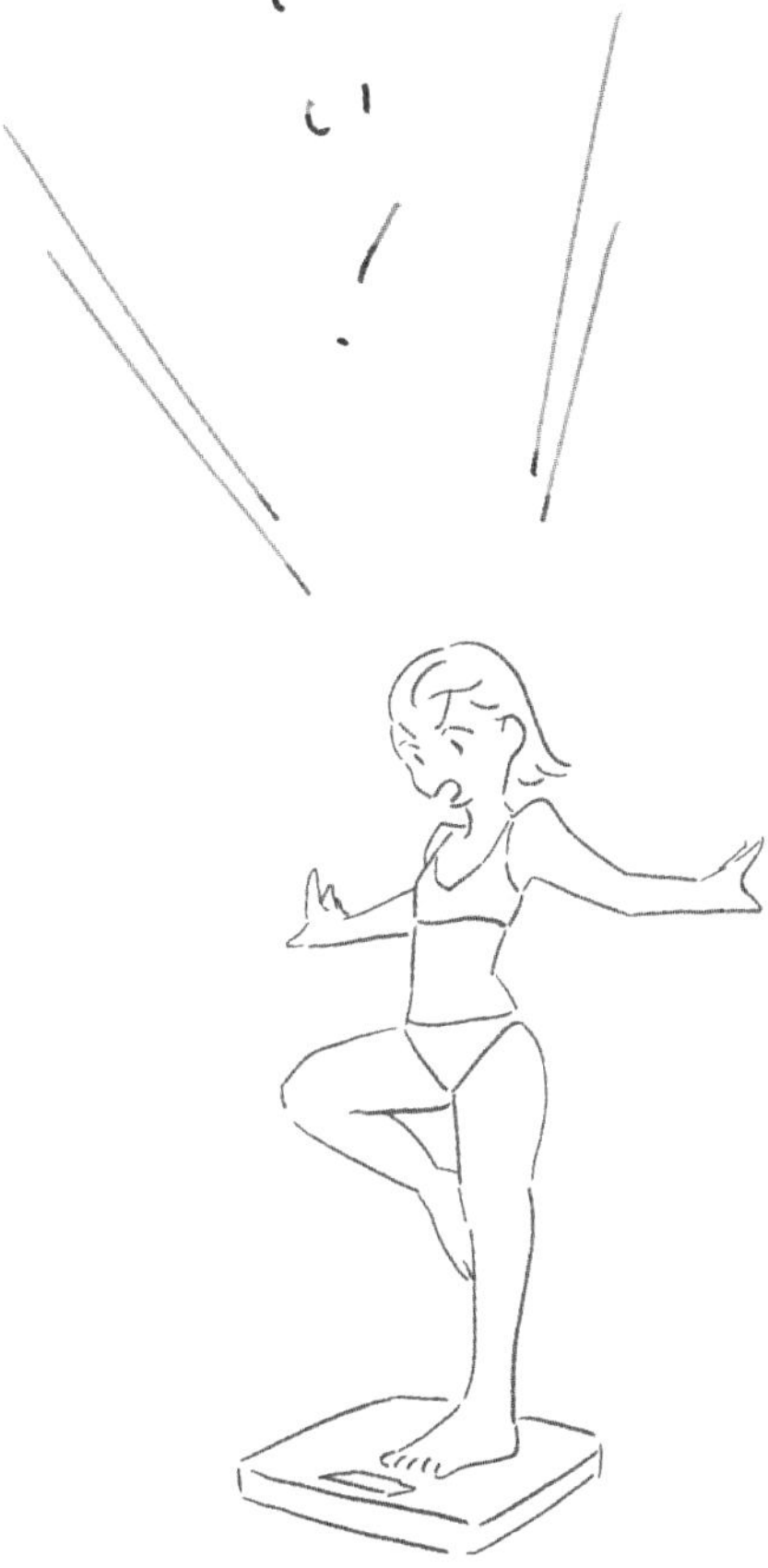

思春期や青年期はとくに周りの友だちと自分を比べてしまったり、異性を意識したり、かわいくてスマートな芸能人に強く憧れてしまうこともあると思います。

私が気になるのは、そんなに太っていないのに「太っている」と思い込んで、体重を減らそうとしている人が多いこと。また、反対に肥満体型の人も増えていることです（ＢＭＩ＜18・5が「やせ」、ＢＭＩ≧25・0が「肥満」と定義されています）。

女の子は、ヤセすぎず太りすぎず、ちょっとぽっちゃりしているくらいが、心も体もいちばん幸せでいられるって知ってください。有名人でいうと、日本テレビのアナウンサーの水卜麻美さんや、女優の深田恭子さん、タレントの磯山はるかさんあたりでしょうか。肌は透明感あってつやがよく、足首やウエストは細いけれどちゃんとほっぺやおっぱいやお尻には脂肪がついている。そういう体型は女性ホルモンも成長ホルモンもちゃんと働いたバランスのよさである証拠なんです。

男性もね、連れて歩くだけならスレンダーできれいな女の子がいいとか言うんです。ただ、長くお付き合いするのはぽっちゃりした子だったりするんですよ。女性らしさは男性にはないやわらかさや、温かさだったりするでしょう。それは母性に通じていますが、ぽっちゃりさんのほうがそういう女性らしさや癒しを感じるのだと思います。

断食や厳しい食事制限を急激に行うと、女性の体は栄養をどんどん失っていきます。思春期は一生付き合っていく体をつくる大事な時期。栄養はかかせません。とくにホルモンは、脂肪をもとにつくられるため、脂肪を極端に制限するダイエットは大変危険です。大切な成長期に無理なダイエットをした結果、摂食障害を起こしてしまったり、生理が止まってしまうこともあります。

反対に、脂肪が多すぎる＝太りすぎや肥満の場合も、生理が止まることがあります。皮下脂肪から女性ホルモンが過剰に分泌されてしまい、卵巣の機能が弱まったり、体の循環がつまってうまくホルモンが機能しないからです。やっぱり、ヤセすぎず、太りすぎずがいちばんです。

相談 12

好きな人ができない私は変？

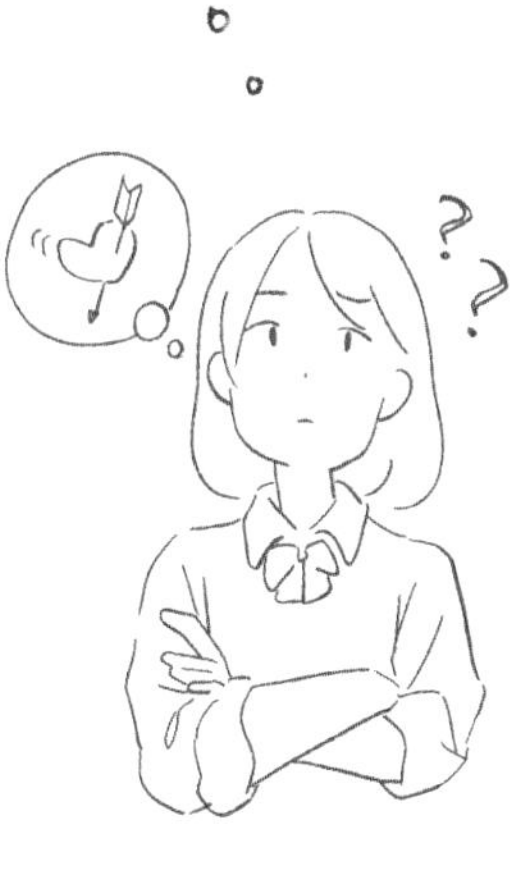

答えから言うと、変ではありませんよ。

仲のいい友だちに恋人ができたり、校内に何組もカップルができたりして、「うらやましいなあ」と感じる人もいるかもしれません。同級生の誰が誰とキスしたとか、それ以上のことまでしたとか、いろいろなウワサを聞いたりして、そういう友だちは進んでいて大人に見えたりもするでしょう。でも恋愛は人と比べてするものではありません。

好きなアイドルはいますか？　そういう人に夢中になるのもステキなことだし、全力で勉強に打ち込んでもソンはない時期のはず。そのうち、自分も誰かを好きになるだろうと思いつつ、今夢中でできることをしてみてください。

女性ホルモンも今のうちにちゃんと整えておきましょうね。自然と女子力が高まりますから、男の子から告白されるかもしれませんよ。そういうときは、飛びつかないでしっかり相手を見ましょう。

思春期の男の子は、頭の片隅でいつもセックスのことを考えているものなんです。まして好きな子といっしょにいたらそう思わないわけありません。

知り合って間もないのに、スキンシップが積極的だったり、2人きりになりたがったりしたら気をつけて。始めのうちは、友だち何人かで会ってもいいかもしれません。

お付き合いは決して焦らないことです。

互いのことをちゃんと包み隠さず話せる人かどうか。話をごまかしたり、あなたの話をさえぎって聞かなかったり、自己中心的じゃないか。あなたが嫌といったことはすぐやめてくれるか、というあたりも厳しく判断しましょう。女の子は心の中で、「あなたを選ぶかどうか決めるのは私よ」くらいに思っていていいの。

彼といっしょにいると落ち着けて、大切にされているな、と感じられるかが大事です。

相談

13

心や体の悩みは誰に相談すればいい？

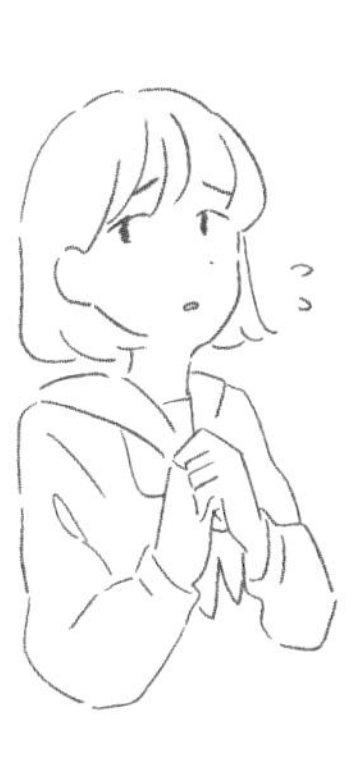

大人になる途中のあなたは、さまざまな悩みを抱えているのではないかな、と思います。何か悩みがあると今はすぐインターネットで検索すると思いますが、ネットの情報は信ぴょう性が疑わしいものも多数あります。いろいろ見ていると結局どれが正しいか混乱すると思います。そういうときは、やっぱり実際に相談に乗ってくれる人がいると心強いですよね。

仲のいい友だちに打ち明けてすっきりできることもあるかもしれませんが、大人のアドバイスが必要となったら、まずいちばん身近なのはお母さんやお父さんではないでしょうか。でも、性や体の悩みや、恋愛の相談などは両親には打ち明けにくいかもしれません。そういうときは、保健室の先生やスクールカウンセラーの先生、信頼できる学校や塾や習い事の女性の先生に思い切って打ち明けてみましょう。きっと優しく聞いてくれるはずです。

私は「ウェルネスライフ研究所」という日本人が幸せに生きるための健康法を研究したり指導や講演を行う会社をやっています（http://www.wellnesslife.sakura.ne.jp/）。おっぱい体操のインストラクターや、アーユルヴェーダの知識をもつインストラクターを育てていて、その資格をもった女性たちが各自、勉強会や集まりを主宰したりして、全国で活躍しています。

そんなふうに、今は女性の健康や、女性の性について発信している人がたくさんいます。私と同じ助産師さんや、産婦人科の女医さんたちも、ためになる情報をたくさん発信しています。ＳＮＳやウェブサイトでそういう人を探してみるのもいいと思います。その際は、ちゃんと最新の情報をすみずみまで確認してください。しっかりしていると判断できたら講座に参加してみたりしてもいいかもしれません。

また、各市区町村には、思春期や青年期の心と体の相談窓口が設けられているところも多いです。そういうところに頼るのもいいと思います。決してひとりで悩みすぎないことです。

② スウェーデン

女の子がしっかりNO！と言える国

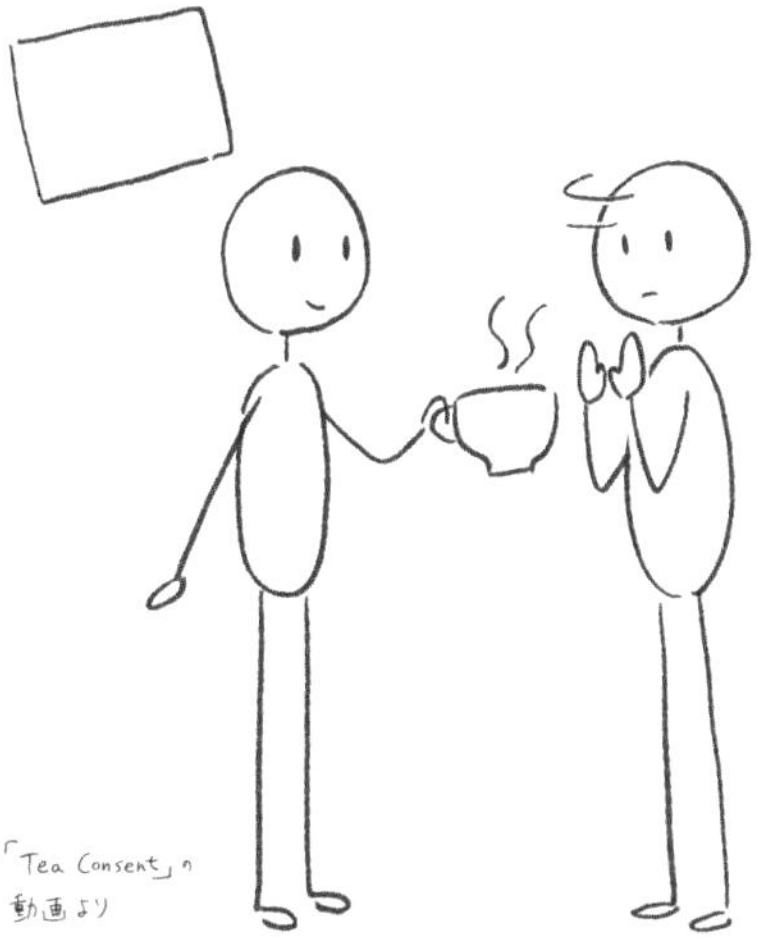

※「Tea Consent」の動画より

スウェーデンでは、セックスすることに対して、「同意すること」の重要性をいちばんに教育しているといいます。

確かに、きちんとした「同意」の元でのみセックスがあるのなら、性暴力や望まない妊娠は格段に減らせるはずです。

スウェーデンでは、ユースクリニックという若者（12〜25歳くらい）を対象にした公的な医療機関があちこちにあって、性や健康、メンタルに関わるケアがほぼ無償で提供されているそうです。

そこは、病院機能、ユースガイダンスセンターという相談機能、さらに学校との連携で教育機能も果たしています。性教育として教わる内容は、「性交渉における〝同意〟の概念と性的暴力」「性感染症の危険や避妊に関する知識」「セックスの仕方や気持ちよく感じるしくみ」など。性行為のやり方などは、ぬいぐるみのような性器の模型を使っていたり、具体的です。

そして、生徒たちはとにかくいちばんに「Tea Consent（ティーコンセント）」という性交渉における同意の概念をわかりやすく説明している動画を見ます。ちょっと内容を紹介すると、

「相手がいらないと答えたのなら、お茶を出すのをやめましょう」

「相手に無理やり（紅茶を）飲ませません」

「ほしくない人に紅茶を飲ませることがどれほどバカげたことか理解できて、相手が紅茶を飲みたくない理由も理解できるのならば、セックスも同じです。紅茶もセックスも、Consent（同意・承諾・納得）がすべてなのです」

こういった教えが浸透しているので、女の子は「NO！」とハッキリ言えるのですね。日本の女の子も男性の押しやムードに流されないで、嫌なときは「NO！」と言いましょう。自分で自分をちゃんと守りましょうね。

ちなみに、「Tea Consent（ティーコンセント）」の動画はYouTubeでも見ることができます。

心の
バランスを
とろう

女性ホルモンは女の子の心にも影響を与えています。
イライラ、プチうつ、やる気がでない……。
心がネガティブに傾いてるなと思ったら、
心のケアをしてみましょう。

CHAPTER

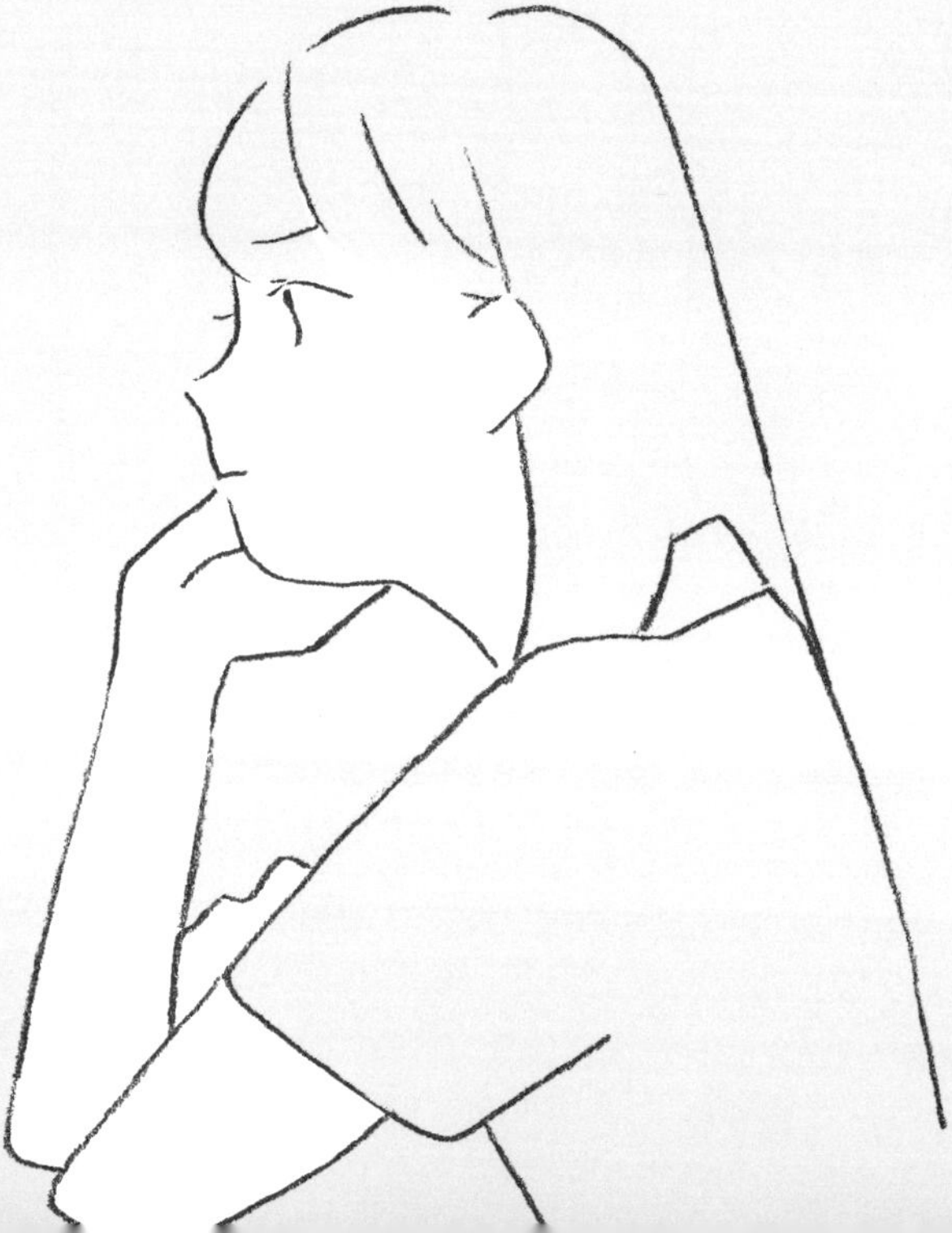

イライラするとき

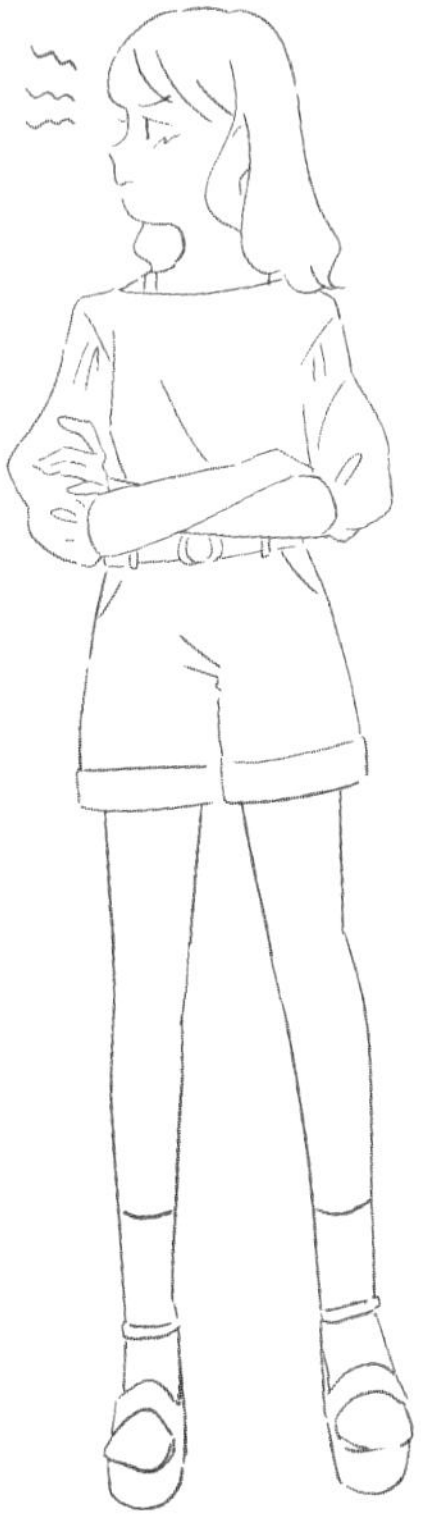

自分のイライラにのっかってしまうと、余計にイライラしてしまいます。だまされたと思って、ニコッと笑顔をつくってみて。不思議と心が落ち着いてきます。イライラは休息が足りていないことも多いもの。こまめに休息を挟んで活動を。

P.134

へこみがちなとき

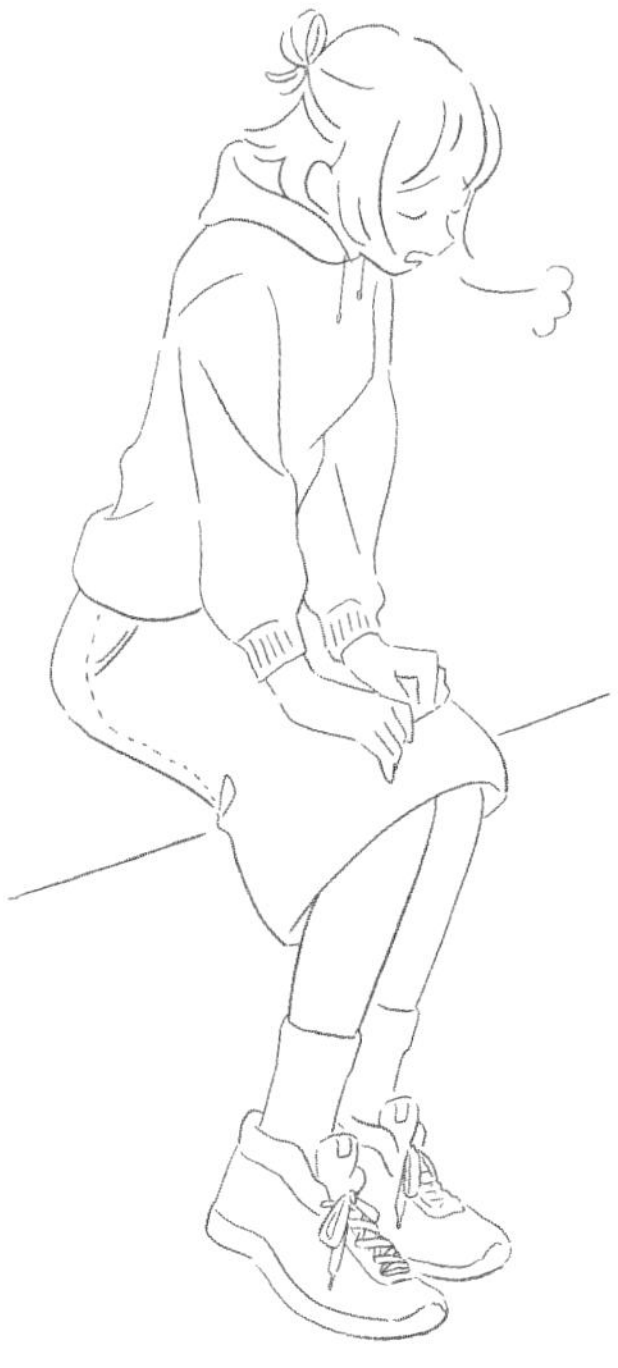

生理前のプロゲステロン期は、へこみがちなときと覚えておいて。落ち込む、神経質になる、人に会いたくない、といった症状が表れたら、まず、「そういう時期なんだ」と受け止めます。日頃から食事、運動、睡眠など、できることを見直してストレスをためないように気をつけて。

P.136

元気がでなくて　無気力なとき

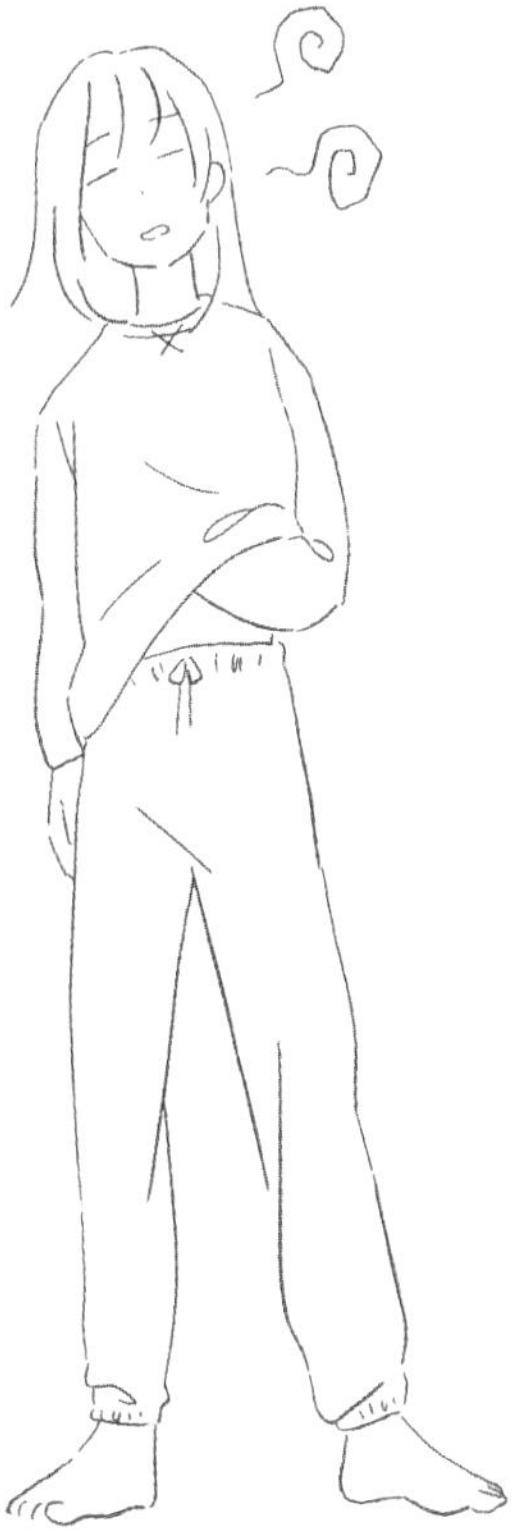

体が冷えていませんか？　体が冷えるとやる気や記憶力に支障が出たり、心のバランスも崩れてしまうこともあります。冷えには、朝１杯の味噌汁が断然効果的。体を温めるだけでなく、アミノ酸など精神の安定にかかせない成分がたっぷり。心の冷えもとってくれます。

P.140

バランスがくずれていると感じたとき

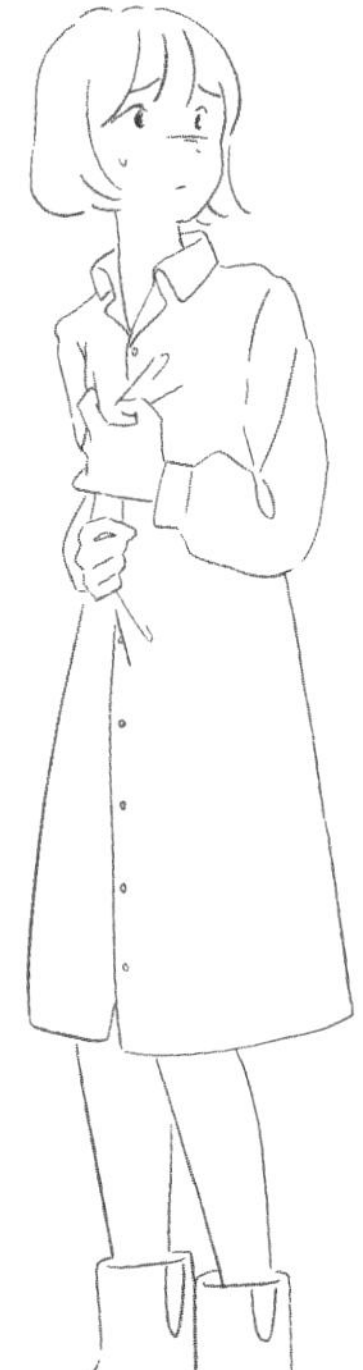

朝は、鏡を見て「今日もかわいいよ」って自分をほめて一日をスタート。夜寝る前は、「今日のいいこと」を思い出して一日をしめくくりましょう。人間の脳はひとつのことしか考えられない特徴があります。常に「幸せな自分」を選ぶクセをつけてみて。

P.144

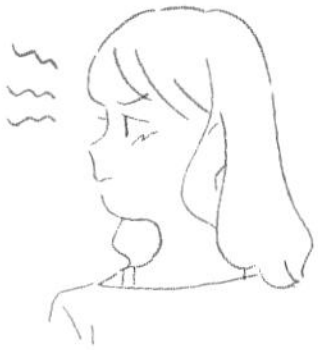

イライラしたときの対処法

生理前や生理中は、朝お母さんに「早く支度しなさい」と言われて、いつも以上にかちんとくるというようなこと、ありませんか？

生理日近くは落ち込んでやる気がなく、プチうつっぽくなるという人もいるかもしれません。

イライラするときはね、自分のイライラにのっかって、言い返したり、ものに八つ当たりしたり、やけ食いしたりしてしまうと、余計にヒートアップしてしまいます。だから、あえて反対のことをしてみるんです。お母さんにニッコリ笑顔で、「そうね、急がないとおくれちゃうよね。ありがとう」と言ってみてください。

自分の思いや言葉は、誰がいちばん聞いているかというと、自分自身です。自分が「ムカつく」「クソッ」「バカ」「アホ」と心で思ったり、愚痴ったりすると、たとえ人は聞いていなくても自分の細胞はそのトゲトゲしい言葉に傷つきます。とくに生理は子宮内膜がはがれて体全体が過敏なときだから、自分の心の在り方や、言葉の使い方がふだん以上に響きます。

人の悪口を言ったり、誰かを恨んだりして、モヤモヤした気分になった経験が誰しも一度はあると思います。嫌いな相手に憎悪を向けていると思うかもしれませんが、自分もその憎悪をいっしょに感じているからこそモヤモヤするし、苦しいんです。人の体は、あなたが思う以上に繊細なんですね。

イライラしている心と体は、ちょっとした興奮状態にあります。なので、イラっとするなと感じたら、自分から刺激が強いものや、闘争心をあおるようなものから距離を置いてみましょう。

たとえば、ハラハラドキドキする映画とか、スポーツなど勝負がかかるゲームをしたり見たりしない。激辛のスパイシーな食べものや、塩分が高いしょっぱすぎる食事を食べすぎることも、イライラしがちになります。勉強など活動をがんばりすぎて完璧主義になっているときもイライラしやすいものです。

イライラは、休憩が足りていないことも多いですから、日中はこまめに休息を挟んで、睡眠をちゃんと取るようにするといいでしょう。

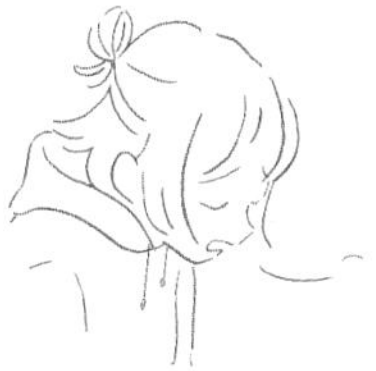

「いつへこみやすいのか」を知っておく

女性ホルモンは、天使のホルモンであるエストロゲンと、悪魔のホルモンであるプロゲステロンの２つがあるとお伝えしていますね。

女の子が、「失恋した」「テストの点が悪すぎた」とわかりやすくへこむ原因があったわけじゃないのに、なぜか「へこみがち」「うつっぽい」「やる気が出ない」となる時期は、だいたいプロゲステロン期から生理３日目くらいまでが多いんです。

それにはちゃんと理由があります。ＰＭＳという言葉を聞いたことがありますか？　月経前症候群とも呼ばれていて、生理前になると、食欲が異常に増したり、おっぱいが痛くなったり、頭痛やむくみが起こったり、イライラや落ち込み、神経質になる、人に会いたくない、といった症状が表れやすくなります。

排卵後に訪れるエストロゲンとプロゲステロンの急激な変動が関わっていると考え

られているのですが、プロゲステロンの働きで余計な水分が乳房にたまれば乳房の痛みに、頭にたまれば頭痛に、体全体にたまれば体全体がだるくなるのです。プロゲステロンが優位になると、脳内のセロトニンというやる気や幸福感を感じるホルモン物質も低下してへこみやすくなるなど、気持ちも不安定になりがちです。

ＰＭＳが重い人は、同時に生理不順や生理痛など生理のトラブルも抱えていることも多かったりします。

ＰＭＳの原因トップ３は、「不規則な生活をしている」「毒になるような食事をしている」「ストレスを抱えている」、この３つです。すでに耳にタコ状態かもしれませんが、夜ふかしをしたり、朝ごはん抜きをしていたり、四六時中スマホを手放さない生活をしていれば、ホルモンバランスは崩れてしまいます。

そして、見落としがちなのがストレスの存在です。女の子だけに限りませんが、小さい頃からやれ勉強だ習い事だと忙しくて、知らず知らずのうちに緊張状態になっている人がとても多いんです。

「しょうがないじゃない、やることがたくさんあるんだもの！」と声が聞こえてきそうですね。

「〜しなきゃいけない」といつも自分のお尻を叩くようにしてがんばり続けていませ

んか？　いつも戦闘モードにいると、自律神経が緊張しすぎて、ＰＭＳの症状は重くなります。

ストレスがあると女性ホルモンが崩れやすい理由は、「交感神経」と「副交感神経」からなる自律神経の働きと深く関わっているからです。

実際は、ホルモンバランスの乱れが自律神経の不調を招き、またその逆も起こりえるという、鶏と卵のような関係なんです。

基本的には人が起きて活動している時間帯は交感神経が、リラックスしていたり寝ている時間帯は副交感神経が優位になります。自律神経が整っていればこの切り替えがスムーズにいきますが、乱れてしまうと心身にさまざまな不調が表れます。

◎交感神経が優位すぎる…イライラ、眠りや呼吸が浅い、緊張が原因で手足が冷たい、食後の胃痛、耳鳴りなどが起こりやすい。

◎副交感神経が優位すぎる…無気力、だるい、下痢、アレルギー、循環不良の手足の冷え、食前の胃痛、偏頭痛などが起こりやすい。

車にたとえると交感神経がアクセル、副交感神経がブレーキのようなものです。それが交互にうまく働いて、体をコントロールしているんです。

交感神経が過剰な状態はアクセルを踏みっぱなしで速度オーバーしている状態でし

ょう。そのまま行ったら事故を起こす、つまり病気になってしまいますよね。

一方、副交感神経はブレーキ踏みっぱなしです。ブレーキばかり踏んでいたら体も心も動きませんから、うつっぽくなったり、へこんだりするのです。

でも大丈夫。女性ホルモンを整えるようにしていると、自然に自律神経も整います。

女性は本来20～30代がホルモンバランスがいちばんとれて、仕事も子育ても生き生きと輝ける時期なのですが、現代の女性はその年代でもＰＭＳや生理不順に悩まされていたり、いざ子どもがほしくてもできない、という人がとても多くなっています。

すべてがそうだとは言えませんが、それは生理がはじまった思春期から自分の心と体に向き合い、大切に整えていくという意識がなかったつけが回ってきているともいえます。もしかしたら、誰も女性ホルモンの大切さや生理の整え方を教えてくれなかったのかもしれません。

そのせいで生理のたびに苦しんだり、不妊に悩んで大切な人生を重苦しく過ごすなんて、そんなもったいないことってありますか？

あなたの未来にはいろんなチャンスが待っています。それもこれも健康な体と心があってこそ叶えられるものなんです。食事、運動、睡眠など、見直しできることはいくらでもあるはず。知らなかったために自分で招いてしまった不調ですから、自分で予防も改善もできるんです。

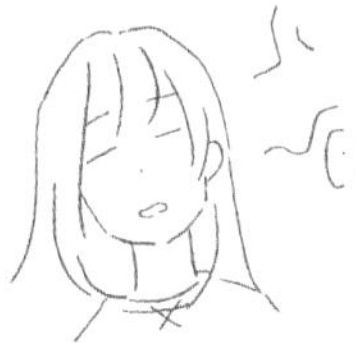

無気力だったり、元気がでないとき

「無気力で元気がない」「集中力が続かない」と感じることはありませんか。

もしかするとその症状には「冷え」が関係しているかもしれません。体が冷えることで循環が悪くなり、自律神経の働きやホルモンバランスが乱れ、やる気や記憶力に支障が出るなど心のバランスも崩れてしまうこともあるからです。

自覚がなくても、冷えている女性は本当に多いです。

まず、平熱が35度台など低体温だったら、間違いなく冷えています。血液やリンパ液などが体内をめぐらず、体のすみずみまで酸素や栄養素が行き渡らないため、代謝が悪くなって体温が下がっている状態です。

手足の先がいつも冷たい、強度の寒がり、汗をかかない、生理痛がひどいというのも体が冷えている証拠ですが、反対に、汗かき、暑がり、便秘といった一見冷えとは関係なさそうな症状も冷えが原因だったりするので注意してください。

ちょっと動いただけで汗をかいたり、激辛のものを食べたわけでもないのに大汗をかいたりするのは、体の中に水分が余っているから起こるんです。体の水分がちゃんと代謝されていないのですね。


体にたまった冷えは簡単にはリセットされません。冷えはけっこう頑固者です。ためないためには、シンプルですが冷やさないこと。冷たいものや甘いもののとりすぎに気をつけ、運動をする、湯船につかる、体の外からも中からも、温める心がけが大切です。

くよくよ、イライラすることも、冷えをためこんでしまいます。心のエネルギーを消耗するからです。

元気がでないときというのは、体の中の火のエネルギーが消えかけてしまっている状態なんですね。私たちが体を動かしたり、食べ物を消化したり、落ち込んでもまた立ち直ることができるのは、体の中に火の力があるおかげです。冷えがあると、体の中の火が弱まってしまうので、元気もやる気もでなくなってしまうんです。だから、できるだけ冷えは排除して、体の中の火が元気になるようにしてあげる必要があります。

たとえば、外出したときは、コンビニや自販機の冷たいドリンクは控えて、家から温かい飲み物を水筒に入れて持ち歩くのがベストです。レストランなどでは、氷抜きでドリンクをオーダーしたり、水の代わりに「お湯をください」と頼むとたいがい対応してくれますよ。

最近の日本の夏は猛暑が厳しく、つい冷たいドリンクを飲みたくなる気持ちもわかりますが、夏に冷えをため込むと、秋にどっと疲れが出て気力も体力も奪う「秋バテ」のようなことが起こりやすいんです。ですから、夏場でも、常温の麦茶や無糖の紅茶類、温かい飲み物を選んでほしいと思います。

また、流行に敏感な若い世代は、世の中の流行の健康法の中には、体を冷やして病気を呼び込むものがあることを知っておいてください。

たとえば、海外セレブがやっているような野菜や果物のスムージーやジュースを朝ごはん代わりにするというのはすすめられません。

欧米人は総じて平熱が日本人より高かったりします。冷たいものをとっても、体が十分に熱を産む力があるので冷えの心配がないんです。野菜や果物のスムージーを飲みたいときは、少し温めてウォームスムージーにすればスープみたいでおいしいですよ。

私のおすすめは、断然、朝1杯の味噌汁です。味噌汁の香りに懐かしさや安心感を覚える人は多いですよね？　それにはちゃんと根拠があるんです。

味噌の材料の大豆に含まれる大豆ペプチドにはリラックス作用があります。女性ホルモンと似た働きをする大豆イソフラボンは、その働きで女性ホルモンを整える効果も期待できます。

味噌はアミノ酸もたっぷりで、精神の安定や安眠にも効果があります。鎮静、集中力アップなどの効果があると言われているビタミンB12も豊富です。

発酵食品ですから、食物繊維や、腸内のビフィズス菌を増やして腸内環境を整えます。便秘や肥満の解消にもなります。

最近の研究では、味噌に含まれる麹には、保湿・美白効果のある成分、抗酸化成分があるそうで、「飲む美容液」とまで言われているそうですよ。

味噌汁は身近なスーパーフード。朝から元気がでないなと思ったり、今日はがんばりどころと思う日こそ、味噌汁を飲んで笑顔で出かけてください。

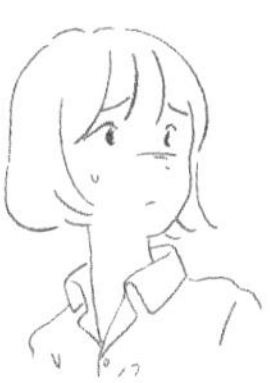

心のバランスを保つ過ごし方のポイント

心のバランスを保つためには、少なくとも生理の3日間、できれば排卵後のプロゲステロン期は、いつもよりなんでも「ゆとり」をもってスケジュールを立てるようにしたほうがいいです。自分を大切にする時間だと割り切って、出かけても暗くなる前に家にもどってゆっくりお風呂につかったり、おっぱいマッサージを丁寧にしてみたりすると、翌朝の目覚めから変わってきますよ。

とはいえ、学校で決められている行事や試験など自分の思い通りになることばかりではないですよね。

そういうときは、脳をだますんです。だますというと人聞き悪いけれど、脳って意外に単純なのですね。「私は幸せだ」「私はイケてる」って錯覚させるんです。その方法が、「笑うこと」と「ほめること」です。

人にヒステリックになっているところって見せたくないでしょう？　とくに排卵後は、急にイライラしたりソワソワ落ち着かなくなりがちですから、まず、「私プロゲステロン期だ」って認知すること。イライラする時期なんだ、と理解できれば一呼吸おいてからお返事したり、自分の感情をコントロールしやすくなります。

それで、つくり笑顔でいいから「ニコッ」ってしょっちゅう微笑んでみてください。人に対しても、トイレにいって鏡の中の自分にも「ニコッ」てしてみて。バカみたい、って思うかもしれないけれど、人ってニコニコしながら怒ったりできないんですよ。笑顔をつくっていると、脳の神経活動が活発になって、ドーパミンというれしい気持ちや、高揚感を出すホルモンが出やすくなるという研究報告もあるんです。

アメリカの心理学者、ウィリアム・ジェームスという人は「楽しいから笑うのではない、笑うから楽しい」という名言を残しています。日本にも、「笑うが勝ち」「笑う門には福来る」ということわざがありますね。人の行動と脳の働きは連動しているんです。お笑い番組を見るのもいいのですが、笑顔をつくるならいつでもどこでもできますよね。それだけでも、イライラを鎮める効果があります。

もうひとつ、自分のことをたくさんほめてあげてください。

朝起きて鏡に向かって、「今日も、かわいいね」って言ってあげるんです。自分で自分をほめることでも美のホルモン、エストロゲンが上がって肌の調子もよくなります。

こう言うとね、「私にほめるところなんてない」という人がいるんです。みんな自分にとっても厳しいの。「今日の髪型いいね」「制服似合ってるね」「朝起きられてえらいよ」こんな小さなことでいいんです。何でもいいからほめちゃうわけ。

家族に「自分ほめ」をしているところを見られたら恥ずかしいと思うんだったら、自分の部屋で身だしなみ整えながらでも、トイレの中でも、入浴中でも、どこでほめてもいいんですよ。口に出すのが恥ずかしかったら心の中で言うだけでもいいです。

そして、夜寝るときも必ず「今日のいいこと」を思い出してからお休みしてください。「私って幸せ者」「今日も大成功だった」と言ってから寝ることです。

寝る前に、「もっとこうすればよかった」「あーーー疲れた」「今日もサイアクだった」と、反省会しながら寝ちゃうと、「自分は不幸だ」と脳が思い込んで寝てしまうことになります。

眠りに落ちる前のボーっとしているときは、副交感神経が優位になっている状態なんです。脳もリラックスしているので、考えたことが記憶として深く刻まれやすいという特徴があります。「不幸な自分」という考えが脳に浸透したら、いいホルモンなんて出るわけがありません。

日中、嫌なことがあったとしても、その記憶で締めくくってはダメですよ。「今日も好きな人に会えた」「おいしいフルーツを食べた」「テレビ見て大笑いした」「ダンス教室が楽しかった」「道端の花がきれいだった」「〇〇君の笑顔がステキだった」とか、自分で「私って幸せ」「私ってラッキー」と思って寝ると、睡眠中にエストロゲンもいっぱい出るんです。

私は、がん治療をされている方にお話をしたり、ケアすることもあるのですが、がん治療は長丁場なことも多くてやっぱり苦しい。それでも夜寝る前にたったひとつでも「今日のいいこと」を思い出して、それを口に出して、「ああ幸せ」って寝てくださいとお伝えしています。すると、熟睡できる方が多くて、寝ている間苦しくて起きてしまう方が減るんです。

脳は、ひとつのことしか考えられない。苦しいか、幸せか。だったら、幸せを選んでいきましょう。

女友だちとの付き合い方

中学、高校時代は友だち関係がすべてといっていいほど大きいものではないでしょうか。自分のちょっとした発言や行動が思いがけない誤解を生んでしまったり、友だちを傷つけてしまったり……。友だち関係は、ささいなことでこじれてしまうこともあって、悩んでいる人もいるかもしれませんね。

「昨日はふつうに話してたのに、今日はすごい機嫌悪い。私なんかした？」みたいに女友だちの言動が逐一、気になることもあるでしょう。

友だちもあなたと同じように揺れる思春期真っただ中ですから、ホルモンバランスが悪いのかもしれませんよ。ホルモンの起伏は一日の中でもちょこちょこ変化しています。前日夜ふかしをして、朝ごはんも食べないで学校に来ていたら、午前中はムスッとしていて、午後やっと調子が出てくるという子もいると思います。

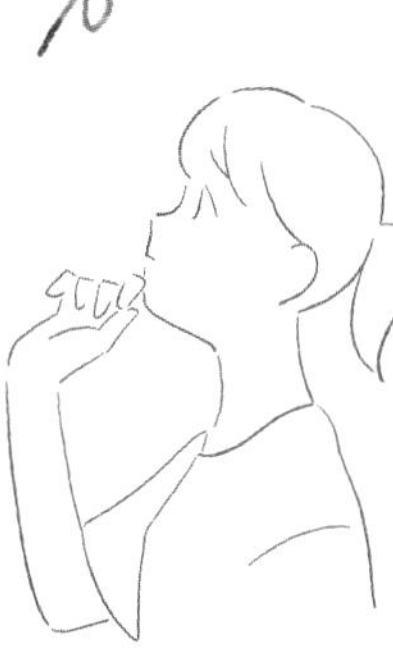

友だちからちょっと意地悪を言われちゃったら、「この子も苦しいのかな。体がつらいのかな」って思えばいいの。女性はホルモンバランスが乱れていると、つい意地悪を言いたくなったりキツくなったりしちゃうんです。

最悪なのは、自分もバランスが崩れていたりして、「何よ、その言い方！」とケンカになったりするパターン。でもあなたはこの本で、友だちも苦しい時期なのかもしれないと知ったことで、これからはケンカしなくていいし、変に勘ぐる必要もありません。「苦しい時期なのね」と思って温かい飲み物を差し入れたり、「できることがあったら代わろうか？」と聞いてあげたりするといいと思います。

女性の人間関係は、親密になればなるほどぎくしゃくすることがあります。この先の人生でも嫌みを言われたり、意地悪されたりすることもあるかもしれない。そういうとき、相手はだいたいストレスでいっぱいいっぱいだったり、余裕がないことが多いんです。そうやってストレスを吐き出して自分を肯定して守ろうとしているんです。あなたはちゃんと自分を整えていれば、人のご機嫌に振り回されることはありません。いつだって自分が幸せでいることが大切だと思います。そのためには女性ホルモンを整えることです。

男の子にムカつくとき、

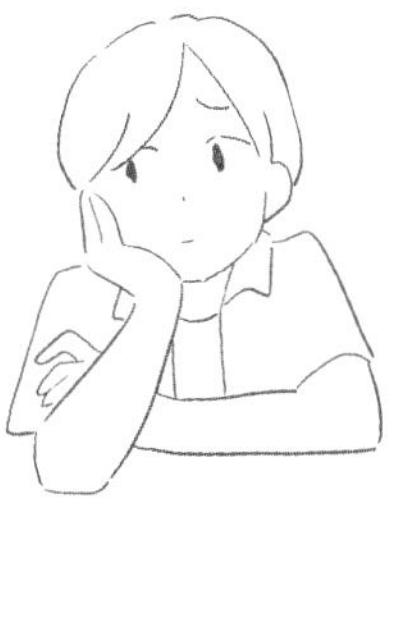

思春期の女の子は2つの女性ホルモンが活発になると繰り返しお伝えしていますね。その影響は異性に対する気持ちにも及びます。

エストロゲンは精神面では、おだやかさや優しさを高めます。中でも、男性を優しく受け入れようという受容力が高まるんです。

反対に、プロゲステロンが増える時期は男性に対して「あっち行け」となってしまう。女性は、妊娠しているかもしれないときに男性が近寄ってくるのを嫌がるからです。生理が始まるまでは、妊娠しているかもしれないから赤ちゃんを守りたいのね。だから私は、エストロゲンは男性を求める「いらっしゃいホルモン」、プロゲステロンは「あっち行けホルモン」とも呼んでいます。

思春期になると、べったりとパパっ子だった娘が急に「パパ、キモイ。臭い」と言い出したりするでしょう。あなたもそうかもしれません。お父さんは、ショックでしょげちゃうわけだけど、それもプロゲステロンの影響です。誰もが通る道で、異性を意識する気持ちの芽生えであり、女性ならではの防衛本能なんですね。

よく男の人は「女はわかんねーー」「コロコロ気が変わる」と言ったりします。当たり前なんですよ。男性も女性ホルモンをわずかにもっているし、女性も男性ホルモンをわずかにもっているけれど、男性は生理がくるほど女性ホルモンをもっているわけじゃない。基本はテストステロンというひとつの男性ホルモンだけです。女性のように一か月の間にホルモンの影響で極端に心や体調が変化したりしないから、女性の精神的な不調の波がわからないんです。

女性ホルモンは2相性になっていて、一言でいえば「機嫌のいいとき」「機嫌のわるいとき」がある。そのおかげで子どもを産んでもらえるんだよ、と世の男性にも理解してほしいと思います。

私は夫に女性ホルモンの話を伝えて、「今、プロゲステロン期です」って宣言していました。すると夫はその期間、いつもより家事をやってくれたり、「ごはんつくるの無理しなくていいよ」と優しい言葉をかけてくれたりしました。そのおかげで、余計なケンカをしなくてすんだことがたくさんあったと思います。

男性は知らないだけで、女性が毎月どんな大変な思いをしているかを知ったら助けてくれる人もたくさんいると思うんです。できたら、あなたの彼や男兄弟、お父さんに、この本を読んでもらってくださいね。


残念なことに、日本の性教育では、このような男女の違いまで詳しく教えてくれないでしょう。

今の10代の女の子は、生まれたときから男女平等の教育を受けています。男女が平等に機会を与えられるというのは私もすばらしいことだと思います。ただ、生き物として、男女にはそもそも違いがあるのです。そこを踏まえたうえでやっていかないと、女の子が男の子と同じように常にがんばり続けたら、どうしたって女性ホルモンのバランスは崩れるし、体も壊します。

生理不順や月経困難症、ＰＭＳ、不妊……。今の若い女性たちがさまざまな婦人科系のトラブルを抱えやすいのは、そもそも自分の体のことをよく知らない、男性との違いを理解していないせいもあると思うんです。

男の子にも知ってもらいたいのはやまやまですが、まずはあなた自身が女性の体、自分のことをよく知っておきましょう。そうしないと、説明もできませんよね。

話を元に戻すとね、女の子は、プロゲステロンが優位なときは総じてあまり調子がよくないことが多い。だから、進んでデートしたりすると、かちんときやすくなっているから、ケンカしたり機嫌が悪い姿を見せることにもなるの。

デートするなら生理後約10日間。排卵3日前までがもってこい。エストロゲン期は異性関係にもいい影響を与えるときなんです。エストロゲンのおかげでふわっと紗がかかって見えるくらい肌が内側から輝いて、髪もつやつや。彼もうっとりするわよ。

ただ、この周期を知るためには、基礎体温をつけるのが前提だと、もうわかりますよね。そして生理に左右されず、いつもモチモチきらきらの肌とうるつやの髪をして、ご機嫌な自分でいたいと思うんだったら、早寝早起きしたり、食事に気をつけたりして、生活を整えていけば、精神のアップダウンの波もゆるやかになるんです。

こうなると女性ホルモンを整えない理由がないと思いませんか？　自分のリズムを知れば、心も体も、彼との仲もみんないい具合に循環していくんです。

おやつを変えるとおだやかになる

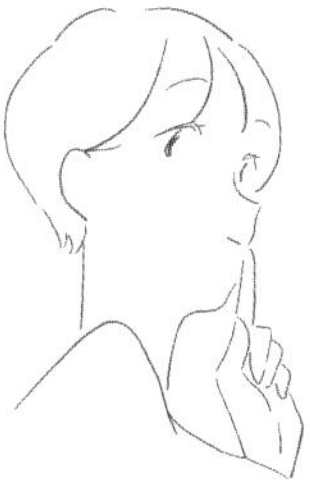

生理前や生理中に、甘いものをむしょうに食べたくなりませんか？　ただ、そこでシュークリームやチョコレートをバクバクいっちゃうと、余計に代謝が悪くなって毒をためやすくなります。体全体がだるくもなるし、メンタルにも悪い影響があるんです。

なぜ甘いものが食べたくなるかというと、生理前のプロゲステロン期は、コルチゾールというストレスホルモンの量が増えて、セロトニンという幸せホルモンが出にくくなるためです。このホルモン変動のせいで、甘いものや油っこいものが大量にほしくなるんですね。白砂糖をたっぷり使った甘いものは、セロトニンの分泌を促し、コルチゾールの分泌を妨げるので、確かにハッピーで落ち着いた気分になれます。

でも、それは一時的なもの。甘いものは血糖値を急上昇させるので、体はインスリンとよばれるホルモンをすい臓から分泌させて血糖値を下げます。その下降も早いためにまたイライラしたり、疲れを感じて再び甘いものを欲してしまうという悪循環にハマってしまう。「血糖値の乱高下」というのですが、それを繰り返していると、気持ちも落ち着きませんが、すい臓もやられてしまったり実は怖いことなんです。

甘いものが欲しくなったら、すぐにお菓子に飛びつかず、あずきや甘酒（白砂糖や添加物を使っていないもの）やくず湯に甜菜糖や黒砂糖を少し加えたものを飲んでワンクッションおいてみましょう。甘味があってとろりとした温かいものは、心もふんわり包んでくれて癒されますよ。

小腹が減ったら、オイルコーティングや砂糖がまぶされていないドライフルーツをお水につけてやわらかくしたものを食べると甘くて満足感も高いです。イチジクやレーズン、デーツなどは、ビタミンやミネラルも豊富です。また、ナッツ類をしっかり噛んで食べると満足感が出ますよ。

それでもどうしてもチョコレートやクリームたっぷりのお菓子を食べたかったら、少量をよく味わって、白湯を飲みながらゆっくり食べましょう。白湯は消化の助けをしてくれます。

こんなふうにおやつの内容を変えるだけでもホルモンと血糖値は比較的安定して、心もおだやかになります。

かわいくてやわらかいものに触れると優しさがあふれる

生理が始まった頃から、女の子は体が大きく発達するだけでなく、心も発達します。なぜだか親にイライラしたり、親の言うことがいちいち癇に障ったりしませんか？　親にきつく当たってしまう自分に嫌気がさしてしまう人もいるでしょう。

自覚はないかもしれませんが、思春期になると大抵の人は反抗期を迎えます。子どもと大人の境目を迎えて、自立心の葛藤が大きいためギスギスしがちなのです。反抗期になるのはごく自然な現象で、あなた自身が悪いわけではありません。あなたの根本的な性格や人間性が変わってしまったわけでもないのです。

でも、反抗期を言い訳に乱暴な言動や不規則な生活を繰り返していると、とり返しのつかない事態を招くかもしれません。飲酒、喫煙、万引きなどの法に触れる非行はもってのほか。人生を狂わせる可能性もあります。

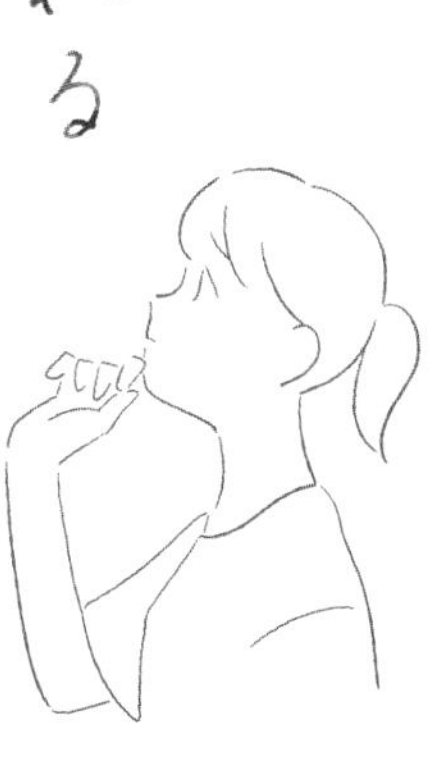

生理を迎えたあなたは、女性ホルモンの働きが活発になってきています。そのためにイライラ、ギスギスする期間もあるけれど、女性ホルモンは本来、女性を「お母さん」にするために働くホルモンですから、それを使わない手はないんです。

女性ホルモンは母性を育むものです。母性が何かといえば、優しさや温かさ、愛情で生命を育み守るものです。母性というと、子どもに対しての母親の愛情というイメージが強いかもしれませんが、子どもがいる、いないは関係なく女性は誰しももっています。ただ、母性は開発しないと勝手には育ちません。でもそれは簡単。赤ちゃんを見たり、散歩している元気なワンちゃんを見て「かわいい♡」とキュンとすることあるでしょう？　それだけであなたの中に母性がムクムクわいているんです。

ふだんから、ぬいぐるみなどやわらかいものを触ったり、抱っこしたり、いっしょに寝たりしてみましょう。やわらかい感触は心をおだやかにして母性をあふれさせてくれます。

また、見返りを求めず「何かをしてあげたい」と思うと、オキシトシンという母性を高める幸せホルモンの分泌を増やします。

ペットや、植物を大切に育てるのもおすすめです。友だちや家族に手づくりの料理やお菓子をつくったりしてもいいでしょう。これは母性を育てる練習になって、あなたが将来子育てをするときにも役立ちます。

③ 韓国

産後調理院が充実している国

韓国には、「産後調理院」という、産後の母子をケアする施設がとても充実しています。

日本では有名な女優さんが出産後ソウルの産後調理院を利用したことで知られるようになりましたね。

もともと韓国では、日本と同様に産後の女性を家族で支える習慣があったそうです。でも、核家族化や高齢出産が進む中でそれが困難となり、1997年頃から小規模の産後ケア施設がつくられるようになったそうです。その後は出産ビジネスのひとつとして数が増えました。

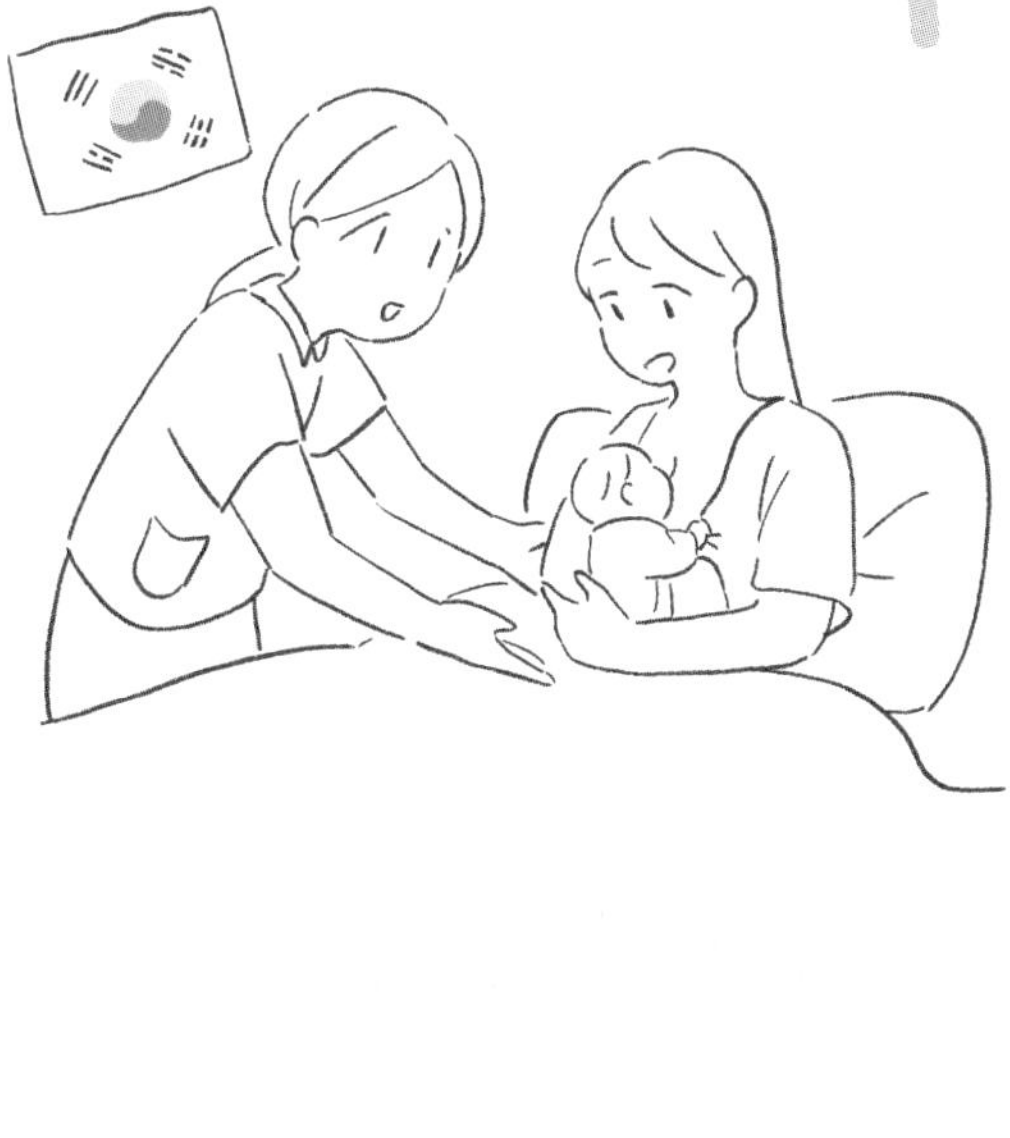

産後の女性は、ホルモンバランスの影響で体も気分も不安定です。とくに初産

だったりすると赤ちゃんにどう接していけばいいか、不安だし緊張するものです。そんなとき専門家がそばにいてくれたり、ほかの産婦とも知り合えることは心強いでしょう。

日本では、孤立育児が問題になっていますが、韓国も同じだったようです。こういう場所があるとお母さんは孤独にならずにすんで、だいぶ助かるのではないでしょうか。よもぎ蒸しやマッサージなどホルモンバランスを整えるケアや食事も万全で、今では2人にひとりは利用していると聞きます。

出産は一大事業ですから、できれば産後6週間はゆったり静養してほしいもの。そうすることで、活力をとり戻すことが、その後の健康の礎になるからです。

韓国では、たとえ産後調理院に入らないとしても、区によっては2週間で4000円程度の自己負担（支給対象者や金額は区によって異なる）で、赤ちゃんケアを専門にしている派遣会社から育児はもちろん、家事一切をやってくれるプロを派遣してくれるところもあるそうです。妊婦さんは家にいながらにして、母乳をあげること以外は養生できるのですね。

日本でも数は少ないですが、同様の産後ケアの施設ができ始めています。さまざまな形でさらに援助が広がっていくことを期待しています。

CHAPTER

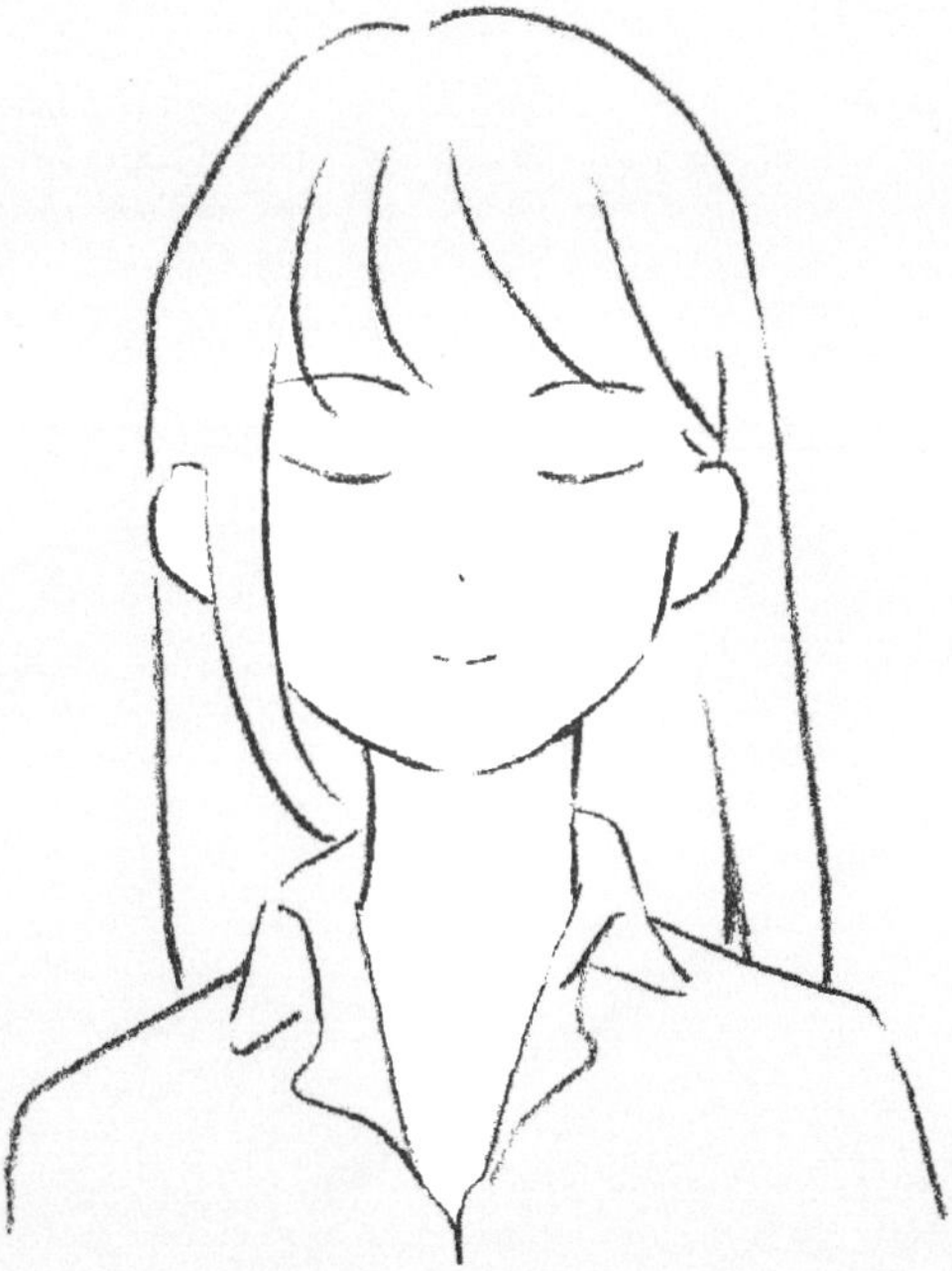

知っておきたい
妊娠・出産の
きほん

「いつか私もお母さんに……」と思っている人も、
「まだ赤ちゃんを産むことなんて想像できない」という人も、
今のうちから知っておいてソンはない妊娠中の体の変化、
赤ちゃんの成長を解説します。妊娠出産は女性にとって大仕事。
早いうちから人生計画をしていきましょう。

妊娠したとき、お腹の中で起こること

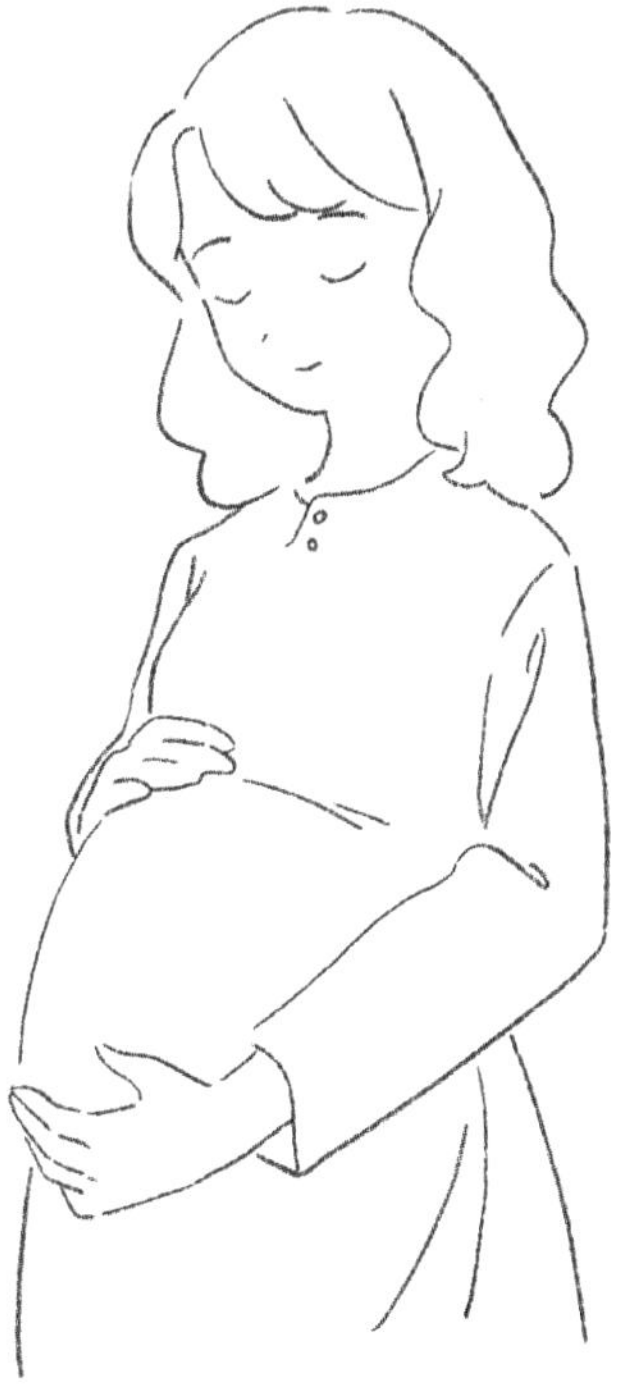

妊娠・出産は、新しい命を産みだす人生の一大イベント。10か月もの間、赤ちゃんがどんなふうにお母さんの体の中で成長していくか、そのダイナミックな命の成長を知っておくことは、あなたが自分の体に目を向けるきっかけになるでしょう。

精子と卵子が出会い、受精卵となり、その受精卵が細胞分裂して大きくなって赤ちゃんになります……、という話は理科とか保健の授業で聞いてきたことでしょう。

こうあっさり言われてしまうと、「そういうことですか」と思うだけかもしれませんが、これってとてもすごいことなんですよ。

妊娠すると、女性はおよそ２８０日の間、赤ちゃんをお腹で育てることになります。

赤ちゃんの体は日々少しずつ変化していきます。ほんの１ミリにも満たなかった受精卵が約３０００グラムの赤ちゃんに成長するまでの過程は、とても神秘的です。

妊娠は、受精卵が子宮内膜に着床した時点で成立します。ただし、妊娠週数をカウントする場合は最後の生理があった初日を「満０週」と数えることになっているため、着床した時点は妊娠２週となります。

着床した受精卵は、成長とともに胚、胎芽と変化して、妊娠８週以降には胎児と呼ばれるようになるんです。


１６５ページから、10か月の赤ちゃんの成長のプロセスを紹介しますが、通常女性が妊娠に気づくのは3週目以降、くるはずの生理がこないことで気づく場合がほとんどです。ふだん生理不順があったりすると、気づいたときにはもう4か月に入っていたなんて場合もあります。どちらにせよ、女性が気づいたときはすでに赤ちゃんの心臓は鼓動を打ち始め、人間としての原形ができていることがほとんどです。

赤ちゃんが成長する様子をひとつずつ辿ってみると、きっと、中絶するという選択がどれだけむごいことかということも、改めてわかると思います。

私は、妊娠や出産が、女性やその家族にとって喜ばしく、すばらしい体験であってほしいと思っています。そのためにも、自分の体を今から大切にしてほしいのです。

お腹の中で赤ちゃんが成長する過程で、お母さんの体や気持ちにもさまざまな変化があります。たとえば、妊娠初期は、つわりや眠さなど不調が起こりやすいことは知られていますよね。それはプロゲステロンが増加しているから。そう、あの悪魔傾向のあるホルモンです。だから、体調がすぐれないのです。

生理中はできるだけ静かに過ごしてくださいとお伝えしてきましたが、女性ホルモンを思春期からちゃんと整える生活をしていると、そういった不調も起こりにくかったりします。

妊娠初期

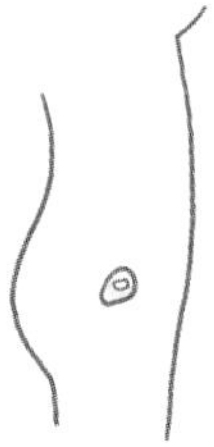

1か月 （1～3週目）

受精卵の大きさは1ミリ

- 受精卵が子宮内膜に着床
- 胎児の原形である「胎芽」に

この頃、お母さんに自覚はありません。精子と卵子が受精して約１週間で受精卵は着床しますが、妊娠に気づくのは第３週以降がほとんどだからです。その間も受精卵は細胞分裂を繰り返し、すでに脳や神経、脊髄、内臓の原形はつくられます。

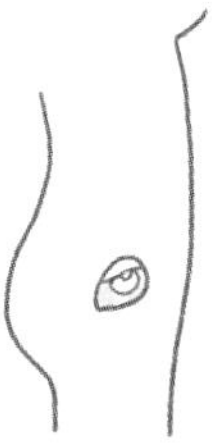

2か月 （4～7週目）

胎芽は4～8ミリ程の大きさ

- 「胎芽」から「命」へ
- 心臓が鼓動を打ち始める
- 脳、脊髄、心臓などが形成される
- 目、鼻、耳ができ始める

妊娠したことがわかる時期です。プロゲステロンの分泌も多くなり、眠気、つわり、だるさなどさまざまな変化が表れてきます。子宮内に赤ちゃんが成長するための胎嚢ができ、脳や神経、脊髄、内臓の原形がちゃんとした器官として形成されます。

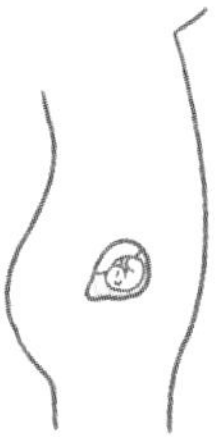

3か月 （8～11週目）

赤ちゃんの身長3～6センチ
体重10～20g

- 「胎児」と呼ばれるようになる
- 頭、胴体、手足の区別がつく
- 超音波で心拍音が確認できる

赤ちゃんの成長は目覚ましく、頭、胴、足が成長、２頭身から３頭身に。まぶたや唇、歯胚（歯のもと）ができてきます。目が中心に寄ってきて、ヒトらしい顔になります。肝臓や胃、腎臓などが働きだし、赤ちゃんは羊水を飲み、尿を排出し始めます。

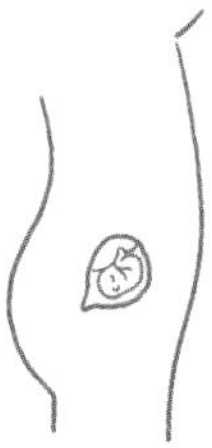

4か月 （12～15週目）

赤ちゃんの身長12～20センチ
体重50g

- 体の器官が完成
- 各器官の形成期が終わり内臓機能が発達
- 手足を動かすようになる

胎盤ができて子宮が大きくなり、お腹のふくらみが出てくる頃。赤ちゃんは手足の骨、筋肉や男女の外性器ができてきます。顔には胎毛が生え始めて口を開けたり閉じたり。母胎から胎盤へ届く栄養素や酸素をへその緒をとおして吸収するように。

妊娠中期

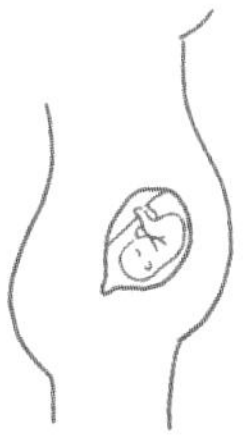

5か月 （16～19週目）

赤ちゃんの身長20～25センチ
体重200～400g

- 動きが活発に
- 胎盤が完成
- 皮下脂肪がついてふっくらしてくる

胎盤が完成して安定期に。子宮は大人の頭ぐらいの大きさになります。赤ちゃんは胴や足が長く４頭身になり、バランスのとれた体つきになります。骨も筋肉も発達。皮膚にも厚みがでて産毛も生えてきます。髪の毛や爪が生え始めます。

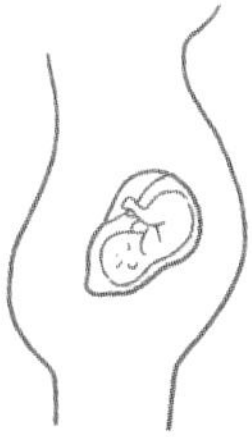

6か月 （20～23週目）

赤ちゃんの身長25～30センチ
体重500～800g

- 胎動が感じられる
- 目を開けたり、指しゃぶりする
- 羊水の中でくるくる回る

お腹がじょじょにせり出してくる時期。胎動をはっきり感じて、赤ちゃんが元気に育っていることを体感できます。男女の性別がわかるようになるのもこの頃から。聴覚が発達し始めます。

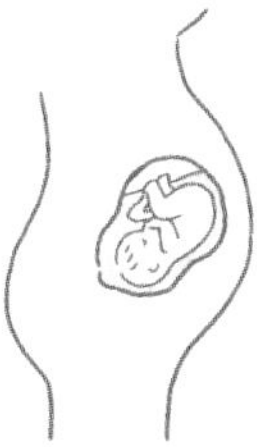

7か月 （24～27週目）

赤ちゃんの身長30～35センチ
体重800～1200g

- お腹が前や上にせり出す
- 羊水の中で自分で体の向きを変える
- 手を開いたり握ったりする

予定日まであと１００日程度となり、子宮はおへそより上の位置に来て、上や前にせり出します。耳や目で得た情報を脳へ送る神経が完成します。目もレンズができ始めます。脳の発達がさらに進み、体全体の機能をコントロールできるようになります。

妊娠後期

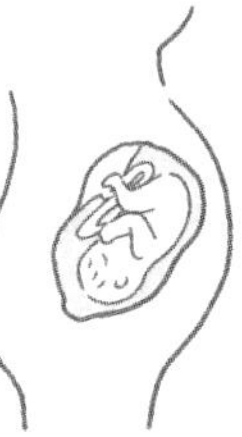

8か月（28～31週目）

赤ちゃんの身長35～40センチ
体重1200～1900g

- 皮下脂肪がつき始める
- しわしわの皮膚が伸びてくる
- 聴覚が完成

お腹はますますせり出して足元が見えにくくなるほどに。赤ちゃんは、内臓器官や脳などの中枢神経の機能もかなり充実してきます。肺は閉じていますが、横隔膜を上下させて呼吸のような運動をし始めます。

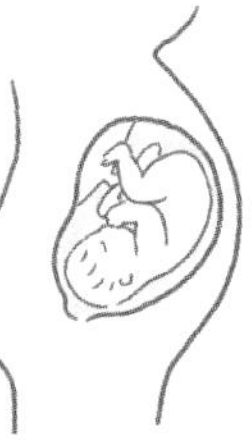

9か月（32～35週目）

赤ちゃんの身長40～45センチ
体重1800～2400g

- 皮下脂肪が増えてくる
- 肺機能がほぼ完成
- 羊水を飲んで尿を出す機能が整う

赤ちゃんは皮下脂肪が増えて外見は新生児と変わらないほどに。肺の機能もほぼ完成し、体外での生活も可能ですが、体温調節などはまだ未熟なので、もう少しお腹で成長したほうが安心です。

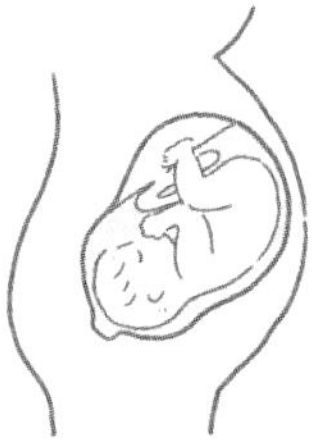

10か月（36～39週目）

赤ちゃんの身長48～50センチ
体重2500～3200g

- 全身に皮下脂肪がつく
- おっぱいが吸えるように口周囲の筋肉が発達
- 内臓、神経が一人前に

みぞおちまであった子宮がだんだん下がってくるなど、体は出産の準備に入ります。赤ちゃんは皮膚に張りが出てつやつやのピンク色に。いつ生まれても心配ないところまで成長しました。

産後のお母さんは大仕事を終えて疲れ切っています。体のバランスが回復しないいま不安を抱えて退院し、誰もサポートをしてくれる人がなく、ほとんど母子２人だけの生活をスタートしたとしたら、「産後うつ」にならないほうがおかしいかもしれません。

産後はできれば３週間はいつでも横になれるような環境で、赤ちゃんのお世話だけして過ごせるようにし、その後の３週間も周囲が食事や家事のサポートをして、赤ちゃんと十分に向き合える状態を整えてあげることが理想です。この期間の養生がその後の回復に大きな影響を与えます。

特に産後３日間は大事です。この間に赤ちゃんが頻回におっぱいを吸うと、プロラクチンとオキシトシンの２つのホルモンが分泌されます。プロラクチンは母乳をつくり、赤ちゃんを守る気持ちを高めます。オキシトシンは母乳を噴出させる働きがあり、お母さんに幸福感や恍惚感を与えたり、子宮が収縮して回復がスムーズになるんです。赤ちゃんがおっぱいを吸う刺激があるほど母乳が出て、この２つのホルモンが分泌されて安定した育児の基礎になります。

プロラクチンとオキシトシンの分泌がいいと、短時間でも深く集中した睡眠がとれたり、精神も安定するのでマタニティブルーの傾向も和らぐでしょう。

ただ、母乳育児がうまくいかない場合もあるでしょう。決してそういう自分を責めないでくださいね。ひとりで悩んだりせずに周りの人や専門家に助けを求めましょう。また、赤ちゃんを抱いて見つめて、頬をくっつけて、とたくさん触れましょう。ちゃんとオキシトシンが分泌されて絆も深まります。

心身のダメージが深いときは、家族に頼る、介助者を頼むなどして自分の体調の回復を優先しましょう。それが結果的に赤ちゃんのためにもなります。

妊娠・出産・産後の回復は、妊娠する前、もっと言えば思春期の頃から自分の体をちゃんとケアしてきたか、無茶をしすぎなかったかというのが顕著に現れます。そればっかりは一日にしてならず。CHAPTER2の生活習慣を今からぜひ行ってください。あなたの人生の大きな投資になります。

産後のおっぱい体操はおっぱい揺らしを欠かさずに。張りや詰まりを防ぎ、ホルモンバランスと精神のバランスが整います。

卵子のもとは代々受け継がれている

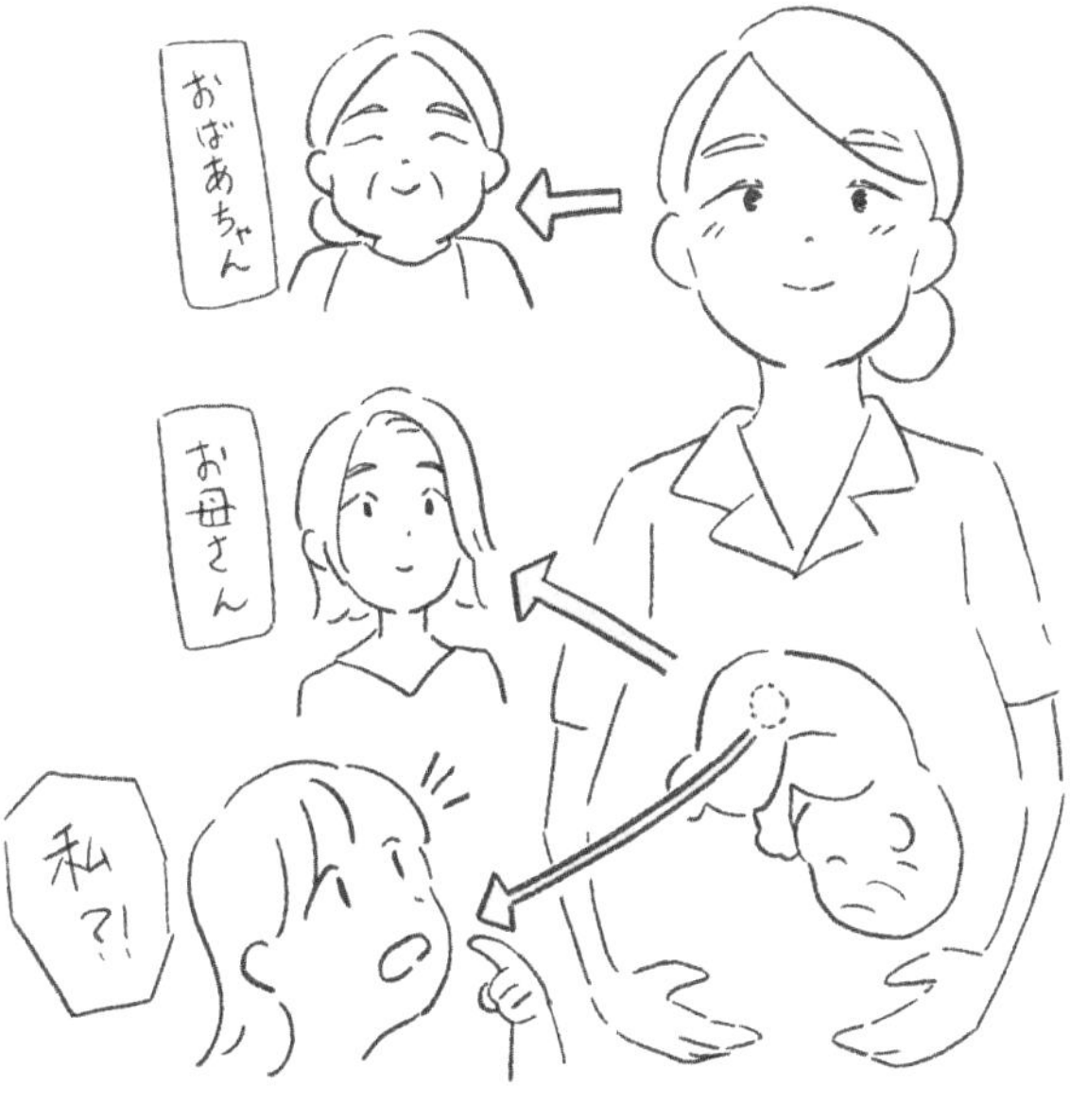

女の子の体には卵巣があり、その中に、これから赤ちゃんになる卵（原始卵胞）が眠っています。原始卵胞は、有害な化学物質やたばこなどによっても傷ついたり消滅したりしてしまいます。将来赤ちゃんを望むなら、健康な卵子を維持することです。食事や身の回りのことに気を配り、ストレスや冷え症なども改善、解消しておくことが大切です。

生理のたびに女性は毎回卵子を出しています。実はこの卵子は、あなたが一から独自につくっているのではなくて、なんとあなたのお母さんやおばあちゃんから引き継いでいるんです。

女の子はお母さんから「おぎゃあ〜！」と産声を上げたとき、すでに一生分の「卵子の元」になる原始卵胞を卵巣にストックして生まれてきます。その数は約２００万個。「なんてたくさんあるの！」と思ったかしら？　でもこれはマックスの個数で、その後は減る一方なんです。

あなたが初潮を迎えたときには、すでに約30万個にまで減っています。そう、毎日何十個も減っていて、20代から30代前半になる頃には約１〜２万個に。50歳前後、生理が終わる頃には、ほぼゼロになります。

今あなたが10代だとするとまだ10〜30万個くらいの原始卵胞があるでしょう。まだまだいっぱいある、と思うかもしれませんが、原始卵胞はそのすべてが、卵子になれるわけではないんです。

原始卵胞は、女の子が出す女性ホルモンに刺激されてじょじょに成長します。そして、月一回、いちばん成熟した卵子ひとつだけが、外にはじけて飛び出します。それが排卵です。残りの卵胞はしぼんでしまいます。

つまり、生まれたときは２００万個の原始卵胞があっても、生み出す卵子はせいぜい４００〜５００個、約０・０２５％なんていう確率の低さなのです。

原始卵胞は、お母さんやおばあちゃんから引き継いだ細胞でもあるということは、あなたのお母さんがあなたをお腹に身籠ったとき、あなたのお腹には、すでに将来あなたの子どもになる細胞＝「原始卵胞」がいるということです。つまりね、おばあちゃん（あなたのお母さん）の食べたものが、孫（あなたの子ども）の体の細胞をつくっているんです。

よく「あなたはあなたの食べたものでできている」と言われますね。

私はそれ以上に、

「あなたはあなたのお母さんが食べたものでできている」

もっと言うと、

「あなたはあなたのおばあちゃんが食べたものでできている」

と思っています。

だから、今のあなたがむちゃな食べ方をしたり不摂生な生活を続けることは、あなたの子どもだけでなく、その孫にまで影響が及ぶんです。遺伝子的にみると、７代先の子孫にまで影響するとも言われています。

どうかしら？　「月一回の生理が面倒……」というレベルの話ではないな、といよいよ実感してきませんか？

さらに排卵された卵子と精子が出会うとなると、もう天文学的な確率になってくるって想像できますよね。生命が誕生することは、奇跡中の奇跡の出逢いなんです！

私たちの命は決して「当たり前」のものではありません。

むちゃくちゃな生活や食事であなたの美しさや可能性を台無しにしないでください。

自分を大切にすることが、あなたの未来を変えるんです。

女性の一生と女性ホルモンの波

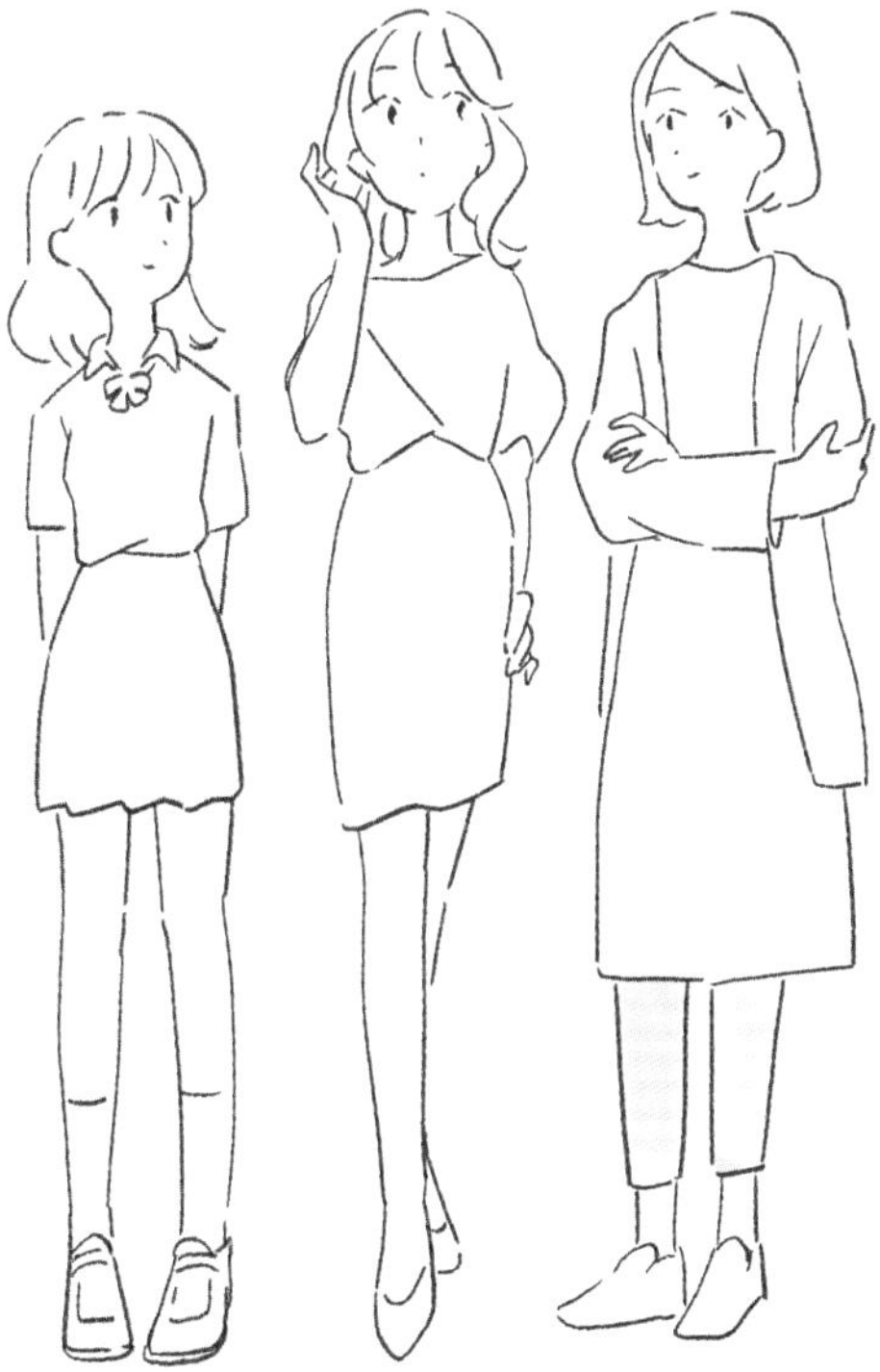

女性ホルモンには大きく2つの波があります。ひとつは生理や排卵を起こす「毎月の波」、もうひとつが思春期、性成熟期、更年期と続く「一生の波」です。この2つの波の変化を乗りこなしていくことが、健康でハッピーな毎日、そして人生をつくっていきます。

「更年期」と言われて、どんなイメージがありますか？

女性は、40歳を過ぎる頃になると女性ホルモンの分泌量が急降下して、月経の周期も不規則になります。そして50歳頃には閉経を迎えます。この閉経をはさんだ約10年間が「更年期」です。

ホルモンバランスが急激に崩れることで自律神経も乱れ、心と体に不快な症状が起こりやくなるのですが、そういったさまざまな不調はひっくるめて「更年期障害」と呼ばれています。

「うちのお母さんがそうだって言ってた！　毎日イライラして困る」「更年期？　先のことすぎてぜんぜんピンとこない」……。きっとその思いには個人差がありますよね。実はこの更年期、今の若いあなたにとっても他人事でないんです。

子どもを産み・育てる役割を担う女性の体は、妊娠・出産をする機能があるため、実際に妊娠する、しないにかかわらず、一生の間に体の状態が大きく変化します。

生理の周期によって2つの女性ホルモン、エストロゲンとプロゲステロンが変化するお話をしてきましたね。それを「毎月の波」と捉えるならば、もうひとつ、女性ホルモンの分泌量が思春期、性成熟期、更年期と変化する「一生の波」があるのです。

だいたい10歳前後からエストロゲンの分泌が始まり生理を迎えると、それまで男女

【エストロゲンの分泌量と女性のライフステージの変化】

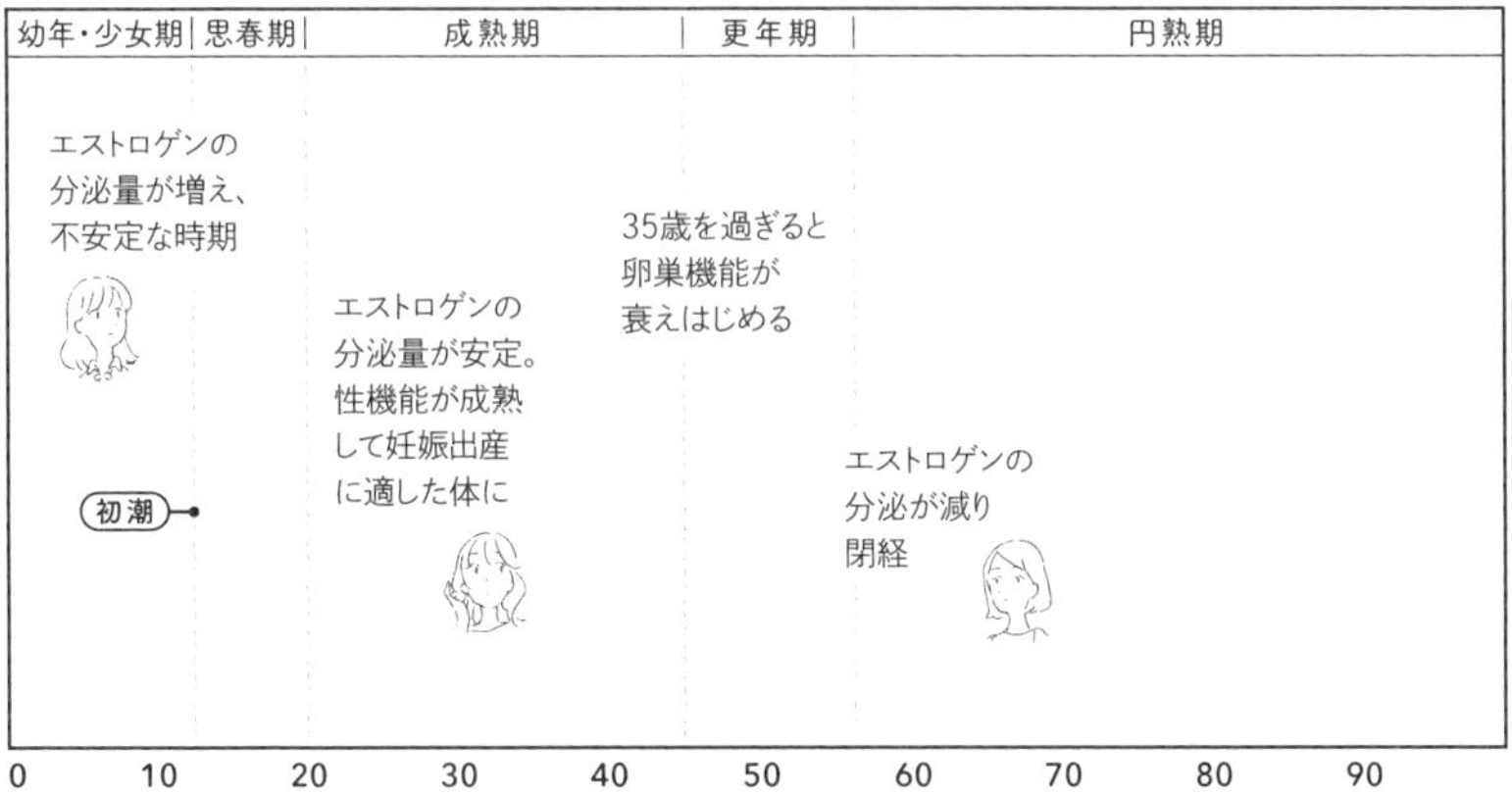

差がなかった体つきに変化が生じ、丸みを帯びた女性らしい体つきになってきます。

30歳頃まで女性ホルモンの分泌は活発に続き、妊娠・出産に適した時期に。エストロゲンには肌や髪の潤いを保つ働きもあるので、この頃は美しさにも磨きがかかります。

40歳を過ぎる頃になると、お伝えしたとおり、分泌量が急降下。閉経へと進みます。

昭和30年代くらいまで、日本は子どもが5人以上なんて家庭が多くありました。でも今は女性が一生に産む子どもの数の平均は1・42人（厚生労働省「人口動態統計（確定数）」／平成30年）です。この違いがどんなふうに女性の体に影響しているかわかりますか？

現代女性は、妊娠や授乳で生理が止まっている期間が極端に短くなって、一生にある生理の回数は、昔50回、今４００〜５００回と劇的に増えたのです。

生理には大きなエネルギーが必要ですね。出血というロスや、排卵後にプロゲステロンが増えることで体調が悪くなったり心も不安定になりやすい。生理や排卵の回数が増えた結果、子宮内膜症、子宮体がん、卵巣がんや乳がんといった婦人科系疾患が増えてしまうという研究報告もあります。

女性ホルモンが守ってくれていた体を、どう守っていくべきか？　更年期以降の女性はこの問題に悩まされやすいんです。

でもね、若い頃からきちんと女性ホルモンを整えていると、更年期らしい更年期もなくホルモンの変化に健やかに体が対応してくれるんです。

私は55歳で閉経するまで、生理はだいたい３〜４日くらいで終わり、いわゆる更年期障害もほとんどありませんでした。健康にシニア期を過ごせていることに、今とても感謝していますし、それは女性ホルモンを整えてきたおかげに他ならないと思っています。

年をとったときにシャキッとして元気な人と、シワが多くてよぼよぼしている人との違いは、実は若い頃の食や生活習慣の蓄えによるところが大きいということです。

年を重ねてからホルモンバランスを整えようとしても、限度があります。今からコツコツ整えていけば、きれいで元気なおばあちゃんになれますよ。

女性ホルモンの変化を見据えて、早めに人生設計をしましょう

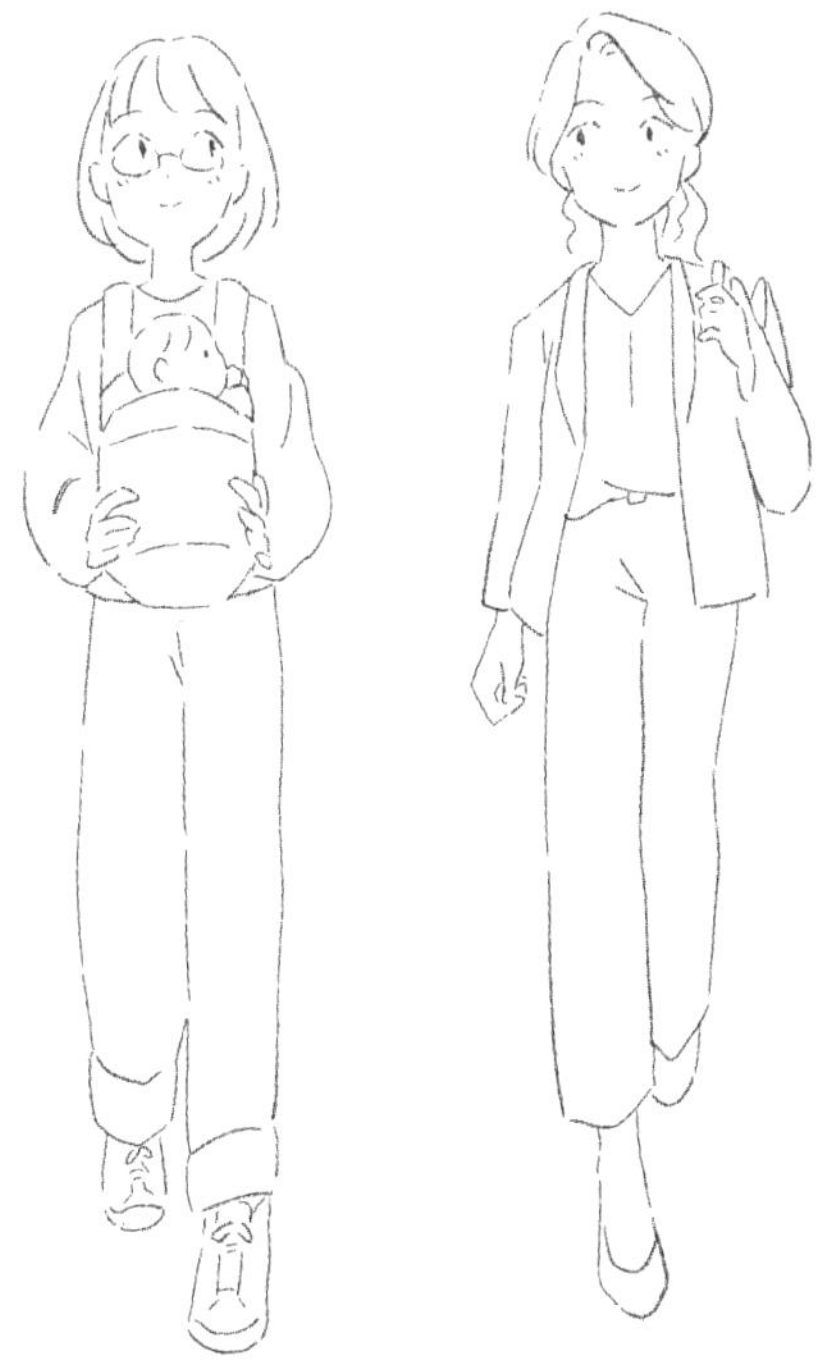

エストロゲンの分泌量のピークは25～30歳。そこから着実に下降します。キャリアの形成期と育児に適した時期は重なるのです。あなたはどんな人生を生きたいですか？　仕事や家庭、趣味など、さまざまな軸からライフプランを描いてみましょう。

今は、女性が一生仕事をすることも当たり前の時代です。

そのために、とくに妊娠・出産については、どのタイミングで産めばいいか、答えが見つからないまま年を重ねていく女性がたくさんいるようです。

私は、「女性は絶対子どもを産むべきだ」とは思っていません。それは個人の意思が優先されるべきで、産まない人生があってもいいと思います。

ただ、自分の人生で「子どもがほしい」という願いがあるなら、それを見据えて、10代のうちから人生設計をして早すぎることはないと思っています。

それは、そろそろ赤ちゃんをと思ったときには年齢的に遅かったり、子宮の病気が進んでいて出産できなかったりして後悔する人がたくさんいるのを見てきたからです。

40代以上の初出産で何事もなかったという話も耳にしますが、それはレアケースと考えてください。若いときから女性ホルモンや妊娠・出産に関する正しい知識を持っていれば、将来の人生のビジョンを描いておくことができたのにと、とても残念に思います。

最近は、「授かり婚」が増えていることからもわかるように、出産をした人のおよそ半分は予期せぬ妊娠というデータがあります。そうなったとき、女性が、自分だけで「できたから産みます」と決断するには相当勇気がいるものです。現実は、パートナーの意見で産むか産まないかを決めたり、自分の仕事が波に乗っているとそれを理由に諦める人もいます。

一方で、なかなか妊娠しないことに対する社会の目に苦しむ人も多いものです。

こんなふうにキャリアと妊娠・出産を含めたライフプランのはざまで悩む女性は本当に多いんです。だからこそ、10代のうちから、子どもがほしいなら「いつまでに」と自分にとってベストな産みどきを計画してほしいのです。

あなたはやがて社会に出ていくでしょう。今、働き方も多様になってきていますね。新型コロナウイルスの影響で会社員でも在宅勤務するスタイルがこの先定着したら、子育ての仕方も大きく変わるでしょう。たとえば、これまで日本はワンオペ育児がたびたび問題になってきましたが、もっと夫婦が協力して子育てできるようになるかもしれません。

それに、留学したり、大学に通い直したりすることも、40代50代から始めている人が増えています。それもこれも、ちょっと昔では考えられないことでした。あなたはさまざまな生き方を選ぶことができるんです。

ただ、どのように社会が変化しても女性の体の構造は同じです。子どもを産める時期は限られていることだけは変わりないのです。

個人的な意見ですが、子どもがほしいなら、20代半ばで第一子を産めば、30代後半には手がかからなくなってきます。それから思いっきり仕事をしても十分体力もあってその先、一花も二花も咲かせられると思いますよ。

妊娠出産子育ての経験は、社会で活躍する女性にとって大変プラスです。育児は思い通りに動いてくれない子どもを相手にすることでしょう。愛と忍耐が必須。包容力が増して、肝も据わります。人間力が高くなるんです。仕事は人と関わることなしに成立しませんから、そういう女性が社会で活躍できないわけありません。

赤ちゃんを産むにしても、仕事に生きるにしても、共通して必要なことは、病気にならないように健康な体を保っておくことです。

若いときの健康が生涯影響を与えるのはお話ししてきたとおりです。とくに10代は、人生で使うための体をつくり上げるいちばん大事な時期。この時期に女性ホルモンがしっかり働いて安定した体をつくっておかないと、そのツケが後々出てきます。

若いからこそ、女性は女性ホルモンを軸に体を整えていきましょう。

せっかく女性に生まれてきたのです。女性ホルモンの恩恵を十分にいただいて、あなたらしく輝いてください。応援しています。

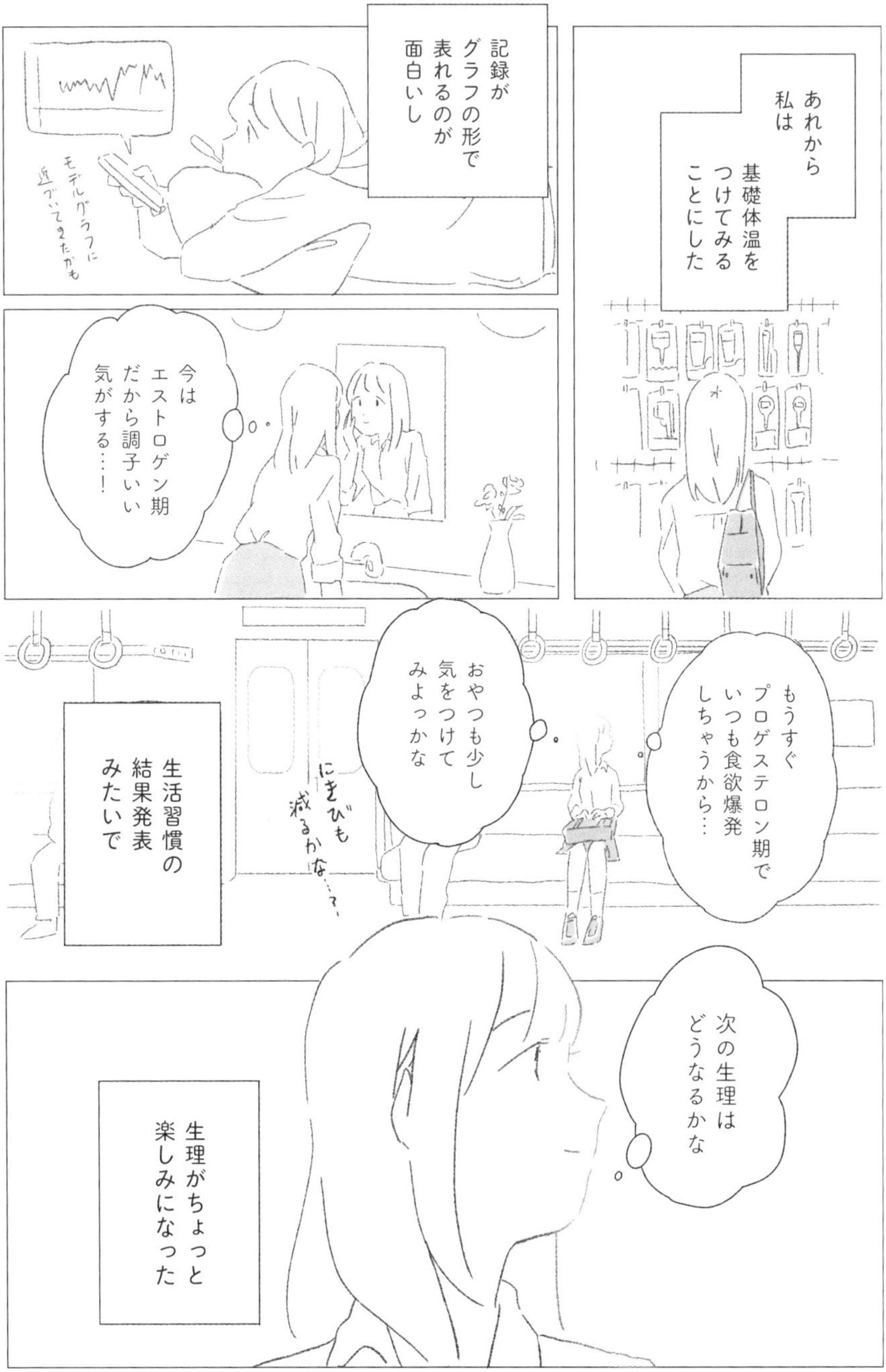

あれから私は
基礎体温をつけてみることにした
記録がグラフの形で表れるのが面白いし
モデルグラフに近づいてきたかも
今はエストロゲン期だから調子いい気がする…！
もうすぐプロゲステロン期でいつも食欲爆発しちゃうから…
おやつも少し気をつけてみよっかな
にきびも減るかな…？
生活習慣の結果発表みたいで
次の生理はどうなるかな
生理がちょっと楽しみになった

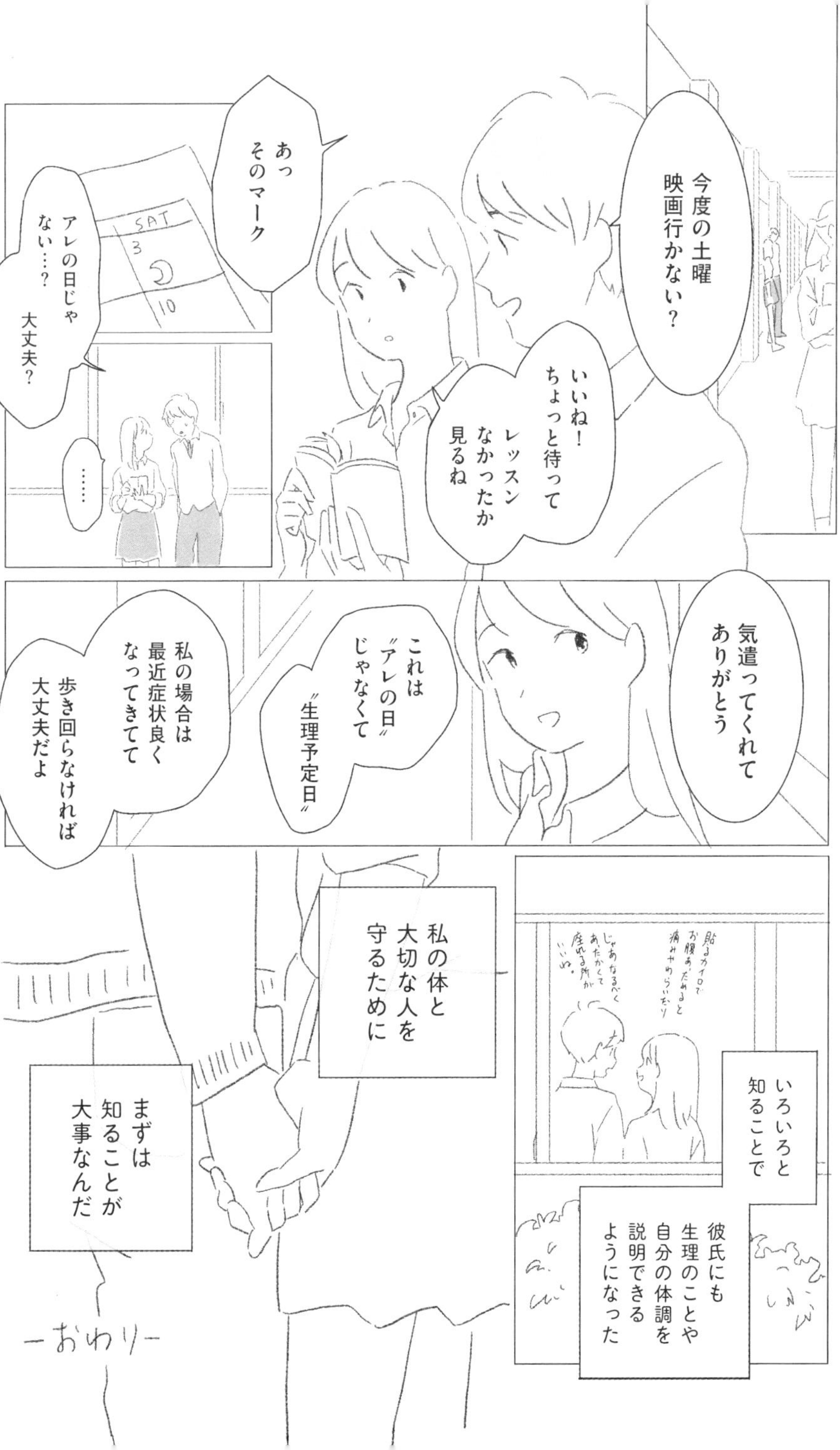
今度の土曜映画行かない？
いいね！ちょっと待って レッスンなかったか見るね
あっ そのマーク
SAT
3
10
アレの日じゃない…？ 大丈夫？
……
気遣ってくれてありがとう
これは〝アレの日〟じゃなくて 〝生理予定日〟
私の場合は最近症状良くなってきてて 歩き回らなければ大丈夫だよ
貼るカイロでお腹あたためると痛みやわらいだり
じゃあなるべくあたたかくて座れる所がいいね。
いろいろと知ることで
彼氏にも生理のことや自分の体調を説明できるようになった
私の体と大切な人を守るために
まずは知ることが大事なんだ
ーおわりー

神藤多喜子（しんどう・たきこ）

助産師、ウェルネスライフ研究所所長、日本マンモセラピー協会代表理事、元東京医療保健大学大学院非常勤講師、日本アーユルヴェーダ学会会員。産婦人科病棟師長、出張開業助産師を経て現在に至る。母乳育児を推進し、おっぱい体操、マンモリラクゼーション、排毒料理など、研究指導を行う。研究所および各地域でのセミナー、テレビ・雑誌等で活躍。「おっぱい体操ブラ」などグッズ開発にも携わる。YouTubeチャンネル「おしえて産婆ちゃん」を開設。著書に『きれいをつくる おっぱい体操』『「きれい」を育てる 女性ホルモン整えレッスン』（ともに池田書店）、『デリケートゾーンケアの教科書』（主婦の友社）ほか多数。

参考文献

『デリケートゾーンケアの教科書』
　神藤多喜子／主婦の友社
『「きれい」を育てる 女性ホルモン整えレッスン』
　神藤多喜子／池田書店
『お母さんが気持ちいいと、お腹の赤ちゃんもすくすく育つ！
　アーユルヴェーダ式 マタニティ健康法』
　神藤多喜子／PHP研究所
『毒を入れない、ためない方法 キレイと健康をつくる8つの習慣』
　神藤多喜子／PHP研究所
『最新！ 妊娠・出産新百科』
　杉本充弘（監）／ベネッセコーポレーション
『お母さん！ 学校では防犯もSEXも避妊も教えてくれませんよ！』
　のじまなみ（著）、おぐらなおみ（イラスト）／辰巳出版

大切《たいせつ》なのに誰《だれ》も教《おし》えてくれなかった 女子《じょし》の心《こころ》と体《からだ》のトリセツ

二〇二〇年十一月三〇日　第一刷発行
二〇二二年四月一〇日　第二刷発行

著　者　神藤多喜子《しんどうたきこ》

発行者　佐藤　靖

発行所　大和《だいわ》書房
〒一一二‐〇〇一四
東京都文京区関口一‐三三‐四
電話　〇三（三二〇三）四五一一

編集協力　林美穂
マンガ、イラスト　水元さきの
デザイン　APRON（植草可純、前田歩来）
本文印刷　シナノ
カバー印刷　歩プロセス
製　本　ナショナル製本

ISBN978-4-479-78520-0

http://www.daiwashobo.co.jp